今、注目の

超高濃度 ビタミンC 点滴療法

がん治療からアンチエイジングまで
点滴療法のすべてがわかる

水野春芳 著
ヒルズクリニック院長
医学博士

日本文芸社

すいせんのことば

世界の学者が注目する超高濃度ビタミンC点滴療法

本書で水野春芳《みずのはるよし》博士が紹介する「超高濃度ビタミンC点滴療法」は、欧米の医学者から最も注目されているがん治療の一つです。その理由は「抗がん剤のように患者のからだを痛めつけることがない」「元気になる」「食欲が出る」「抗がん剤の副作用を劇的に減らす」からです。

私が初めて超高濃度ビタミンC点滴療法を知ったのが二〇〇六年九月、私が診療している鎌倉のクリニックに来院した悪性リンパ腫のアメリカ人の患者さんです。その患者さんからビタミンC点滴をしてほしいと言われ、すぐにアメリカの友人の医師から情報を取り寄せました。点滴の効果は劇的で、全身に広がっていた悪性リンパ腫がたった三カ月でほぼ消失したのです。この患者さんは、その後にアメリカに帰国しましたが、二〇一三年の今でも健在です。

この患者さんの治療を経験したことで、私は日本中にこの治療を広めようと決意し、仲間を募ったのです。同窓の水野春芳博士もその一人として活躍しています。現在では、日本全国に二百八十余医療機関、五百人以上の医師が超高濃度ビタミンC点滴療法を患者さんに提供できるようになりました。

世界で行われている超高濃度ビタミンC点滴療法の臨床研究

今や世界中の研究機関で、がん患者さんに超高濃度ビタミンC点滴をして、この治療がどのように有効であるかを調べる研究がたくさん行われています。これには高額の研究資金がかかるので、この治療がかなり有望だという感触がなければ研究費の無駄になるかもしれません。言い換えれば、研究者は超高濃度ビタミンC点滴療法ががん治療に有効であるという相当の確信があるからこそ研究に踏み切るのです。

二〇一三年五月現在、患者さんを被験者として世界で行われている超高濃度ビタミンC点滴療法の研究は次の通りです。

卵巣がん（カンザス大学・米国）

悪性リンパ腫（東海大学医学部、ジェファーソン大学・米国）

すい臓がん（ジェファーソン大学・米国、カンザス大学・米国、アイオワ大学・米国）

肝臓がん（ジェファーソン大学・米国）
大腸がん（ジェファーソン大学・米国）
脳腫瘍（アイオワ大学・米国）
前立腺がん（コペンハーゲン大学・デンマーク）
末期がん（マギル大学・カナダほか民間病院二施設）
がん患者のＱＯＬ（＝生活の質）に与える効果（点滴療法研究会）

水野春芳博士とともに超高濃度ビタミンC点滴療法の研究を始める

私たちがこの治療を始めたとき、劇的な効果が出る患者さんはまだ少なく、残念ながら、がんの進行が緩やかになっても止めるまではできない方がほとんどでした。その理由の一つとして、私たちのもとに超高濃度ビタミンC点滴療法を受けに来る患者さんの多くが、抗がん剤や放射線療法を受けても効果がなかった、標準治療を行う主治医からは見捨てられたすでに全身にがんが進行した方たちでした。化学療法のために顔色は悪く、疲弊し、希望を失っていました。ところが驚いたことに、超高濃度ビタミンC点滴療法を始めると、患者さんはどんどん痛みや疲れが取れて元気になり、食欲も出て、残りの人生を充実して過ごそうと明るく前向きになるのです。

がん患者さんにとって、「毎日が元気で食事も取れて家族と充実した人生を過ごす」ということはとても大切です。これを言い換えれば「高い生活の質（ＱＯＬ）」を保つことです。私は超高濃度ビタミンＣ点滴療法にはそれができるということを世の中に伝えたい、それにはデータを示さなければ主治医や患者さんに伝えられないと考えました。

すぐに水野春芳博士と高橋秀徳《たかはしひでのり》医師（現・セレンクリニック神戸）に相談し、日本全国の点滴療法研究会会員クリニック百四十五施設による大規模共同研究を開始しました。

一番大事なデータの統計解析を担当したのが水野博士です。私と水野博士が杏林大学医学部循環器内科でともに研究をしていたとき、彼は日本でも屈指の複雑な統計学のエキスパートでした。ここは水野博士に任せるしかないと考えたのです。

その結果は私たちの予想通り、「超高濃度ビタミンＣ点滴療法はがん患者さんの生活の質を劇的に改善した」という結果が出たのです。このデータは二〇一二年五月に英文医学誌に掲載され、研究者の注目を浴びたのです。私は水野博士と高橋医師との研究成果のおかげで、アメリカ、カナダ、台湾、韓国、メキシコなど各国の学会から招待されて「超高濃度ビタミンＣ点滴療法ががん患者の生活の質に与える効果」について講演をしました。それほどインパクトのある研究成果でした。

私たちは超高濃度ビタミンC点滴療法をこれから受けるがん患者さんに、次のように話すことができます。

「超高濃度ビタミンC点滴療法があなたのがんの進行を必ず抑えるという約束はできません。でも、少なくともあなたを今よりも元気にすることは約束できます。抗がん剤の場合、がんに効かなければつらい副作用だけが残ってしまいますが、超高濃度ビタミンC点滴療法の場合は、むしろ体が元気になります」

そして、これこそ医師が自分ががんになったときに超高濃度ビタミンC点滴療法を第一に選ぶ理由なのです。

患者様のための超高濃度ビタミンC点滴療法と分子栄養医学

分子栄養医学という分野があります。

これは二度のノーベル賞を受賞した米国のライナス・ポーリング博士が提唱した考え方で、適切な種類と量の栄養素を摂取することによって病気の治療や予防をするというものです。たとえば疫学的にもビタミンCを普段から多めに摂取している人は認知障害や脳卒中が少ないことが知られています。超高濃度ビタミンC点滴療法も分子栄養医学の一つです。米国では薬の副作用で毎年数万人が亡くなっています。ところがビタミンやミネラルの摂取で死亡する人はこの十数年間でゼロです。分子栄養医学では薬の前にまず栄養療法をという考えです。

二〇一二年五月、カナダのバンクーバーで開かれた国際オーソモレキュラー医学会という分子栄養医学の国際学会に水野博士と出席しました。この時、私がアジアで初めての会長に選ばれることになりました。国際学会の会場で、私は水野博士と超高濃度ビタミンC点滴療法や分子栄養医学を共に日本で広めていこうと約束をしたのです。本書はそういう中から生まれた最初の一冊です。

本書には水野春芳博士の一流の学者としての視点と、博士が日々の診察から得られた経験から超高濃度ビタミンC点滴療法と分子栄養医学についてわかりやすく解説しています。本書が健康の悩みを抱える多くの人々の救いになることを祈念しています。

平成二十五年六月吉日

国際オーソモレキュラー医学会　会長
点滴療法研究会　会長
柳澤　厚生

まえがき

「超高濃度ビタミンC点滴療法」。

この言葉と出会ったのは二〇〇七年六月のことです。杏林大学時代の恩師であった柳澤《やなぎさわ》厚生《あつお》博士からの一本の電話です。「アメリカで超高濃度ビタミンC点滴療法というのがあるが、君もやってみないか」という内容でした。それが現実味を帯びてきたのは同年七月に「新潟から鎌倉（先生が監修されたスピックサロン・メディカルクリニック）まで超高濃度ビタミンCの点滴療法を受けに来ている患者様がおられるのだが、水野先生のクリニックでその治療を継続してもらえないか」という柳澤博士からの電話です。

私は一九九八年十二月まで杏林大学第二内科学教室で診療、研究に従事しておりました。当時の第二内科は、石川恭三《いしかわきょうぞう》博士が教授で、循環器内科と血液内科を専門としていました。私自身は循環器専門医ですが、研修医時代には多くの白血病や悪性リンパ腫の患者様の治療に当たっておりました。

当時は骨髄移植のできる施設は限られており、抗がん剤投与により寛解《かんかい》（病気の症状が一時的あるいは継続的に軽減した状態）、地固め療法まで至っても、数年後には再発して亡くなる患者様が多くおられました。そのときの抗がん剤投与後の副作用は強烈で、悪心《おしん》・嘔吐《おうと》、脱毛、皮膚炎など、経験の浅い私は病床を訪れても話しかける言葉が見つからないのが実情でした。抗がん剤投与後のQOL(生活の質)の低下は明らかで、当時の外科の助教授(現在の助教)はご自身が大腸がんの末期とわかった際には手術は実施されたものの、抗がん剤投与は望まれずに、最期の最期まで患者様の診療に従事されていました。

柳澤厚生博士は当時、第二内科では循環器内科の助教授をされており、私も研究や論文の指導をしていただいておりました。柳澤博士はお父様が柳澤クロロフィル研究所を開設されていたこともあり、ご自身も漢方薬やサプリメントを用いた体調維持、栄養管理には大変関心を持たれ、それをご自身の患者様に実践されておりました。そんな柳澤博士からの電話です。

それまでのビタミンCの投与というと、点滴中にアンプル一本(五〇〇mg)を入れるのが普通で、正直、「点滴のおかず」程度にしか思っていませんでした。それを一回に六〇gも点滴するというのです。最初は耳を疑い「六gの間違いじゃないですか?」と聞き返したほどです。

このころ、日本ではごく一部の医師により「超高濃度ビタミンC点滴療法」が行われておりましたが、いずれも米国カンザス州にある国際人間機能改善センター(現在のリオルダン・クリニック）のプロトコル（手順）に基づいたものであり、同センターで研修された先生に個人的なつてがない限り、日本国内での情報入手はまず不可能でした。

数日して柳澤博士より「超高濃度ビタミンC点滴療法」に関する数件の英文文献と点滴手順書が送られてきました。私は早速、薬剤の準備を始めました。

「超高濃度ビタミンC点滴療法」には高容量のビタミンC、血管痛を抑えるための硫酸マグネシウム、用量を調整し浸透圧を適正にするための注射用蒸留水が必要です。硫酸マグネシウムと注射用蒸留水は国内でも入手が可能ですが、問題はビタミンCです。日本国内のものは薬事法上、微量の添加物（防腐剤）が含まれているため使用できません。無添加のものを外国から輸入するしかありません。薬剤の個人輸入は、薬事法上、簡単にはできず、薬事法施行規則により、薬監証明と輸入届けの提出が必要になります。まずはこれらを行ってもらえる輸入代行業者探しです。柳澤博士よりＰＲＳＳ ＪＡＰＡＮ（ピー・アール・エス・エス・ジャパン）を紹介していただき、医師免許証のコピーを送付し、施設を登録して初めて輸入が可能となりました。

水野内科クリニックで超高濃度ビタミンC点滴療法を始めたときは、米国メダウス社の高容量のビタミンCを輸入することにしました。注文から約三週間後、ＤＨＬの国際宅配便でビタミンCが届けられました。二〇〇七年十月、柳澤博士から紹介された、当時四十四歳の新潟市在住の胃がんの男性が、私の超高濃度ビタミンC点滴療法の第一号の患者様となりました。その後、二〇一三年四月三十一日までにアンチエイジング目的も含めると約百五十名の方に「超高濃度ビタミンC点滴療法」を行っています。

柳澤博士は、二〇一〇年に「点滴療法研究会」を設立されました。この研究会は、最近の研究の結果、これがよいと証明された点滴療法を提供する医師・歯科医師を会員とするグループです。点滴療法には「超高濃度ビタミンC点滴療法」以外にも、ウクライン療法（植物由来の抗がん剤を使う療法）、アルファリポ酸点滴療法、マイヤーズ・カクテル、グルタチオン療法、キレーション療法、ビタミン・ミネラル点滴療法、プラセンタ療法、血液クレンジング療法（オゾン療法）など、多くの種類があります。

超高濃度ビタミンC点滴療法については柳澤博士や水上治《みなかみおさむ》先生が一般向けに本を出版されているため、認知度も高まってきていますが、その他の点滴に関してはまだまだ名前すら知られていないのが現状です。

また、超高濃度ビタミンCの点滴にはがんの代替療法やアンチエイジング目的以外にも、最近では福島第一原発事故で問題となっている放射線障害を予防できる可能性があることもわかってきました。

本書は、超高濃度ビタミンC点滴療法についてはその抗がん剤としての効果の原理、歴史的背景、心に残った症例、患者様の実際の感想について書きました。また、オーソモレキュラー医学（分子栄養療法）の考え方と、最先端のサプリメントである「リポスフィリック・ビタミンＣ」や「ステムＣ」について、分子栄養療法的アプローチとしてのその他の点滴療法に関しても解説しています。

本書はがんの代替療法やアンチエイジングで超高濃度ビタミンＣ点滴療法を検討している方、慢性疾患や体調管理で点滴療法に興味のある方の参考となるように作成しました。また、がん治療に関わる多くの医師に、健康保険の適応となる標準治療（手術、抗がん剤、放射線治療）以外にも、患者様のＱＯＬ（Quality of Life"生活の質"）を改善するすばらしい治療法があることを知っていただける機会になれば幸いです。

二〇一三年六月吉日

著者　水野春芳

今、注目の超高濃度ビタミンC点滴療法
がん治療からアンチエイジングまで点滴療法のすべてがわかる

目　次

第2章　がん治療としての超高濃度ビタミンC点滴療法

第3章　超高濃度ビタミンC点滴療法の実際

第4章　栄養療法としての点滴療法

第5章　ビタミンCは最大の放射線被曝対策

第1章

ビタミンCの基礎知識

ビタミンCの歴史

ビタミンC（分子式：C6H8O6）とは、アスコルビン酸と呼ばれる水溶性（水に溶けやすい）のビタミンのこと。いまさら言うまでもなく、私たちの体に欠かすことのできない栄養素の一つです。例えばコラーゲンの生成など、体の中で行われるさまざまな代謝の過程に必要で、人の生命維持に不可欠な物質です。

そのビタミンCの重要性に気づいたのは、十六世紀ごろのヨーロッパだといわれています。軍隊の、下級の兵士たちの間に、「壊血病《かいけつびょう》」にかかる人たちが多かったようで、長い航海中に、多くの海軍の水兵たちが命を落としました。当時の軍医らが、これらの病気を治すための研究を行ったことから始まります。

「壊血病」は、今では、ビタミン不足による障害だと知られていますが、当時はそんなことはわかっていません。

「壊血病」にかかるのはほとんど下級の兵士で、位が上の士官らにはそういう症状が見られないことから、一七三四年にJ・G・Hクライマー氏は、士官たちが頻繁に食べていて、下級の兵士たちはめったに口にできない果物や野菜にカギがあるのではないかと推測しました。そして「壊血病」を防ぐために、もっと果物や野菜をとるように勧めたといいます。「壊血病」の原因が、新鮮な果物や野菜の不足、つまりビタミンC不足にあるという論文を発表したのは、スコットランドの海軍病院の医師・ジェームズ・リンド氏です。一七四七年のことですが、その後も長いあいだ、ビタミンCの重要性はなかなか定着しませんでした。

一九二〇年、イギリスのジャック・セシル・ドラモンド氏が、オレンジの果汁から還元性のある抗壊血病因子を抽出し、これを「ビタミンC」と呼ぶことを提案しました。一九二七年には、ハンガリー出身の生物学者、セント・ジェルジ・アルベルト氏が、牛の副腎から強い還元力のある物質を取り出し、ヘキスロ酸として発表、一九三二年には、アメリカのグレン・キング氏らがレモン果汁からビタミンCを分離することに成功しました。

一九三三年、イギリスの科学者ウォルター・ハース氏によって、ビタミンCの構造式が決定され、アスコルビン酸と命名。アスコルビン酸という名前は、壊血病（ｓｃｏｒｂｕｔｉｃ）の治療に効果があったことから、ｓｃｏｒｂｕｔｉｃに否定の意味のａを加えて、ａ‐ｓｃｏｒｂｕｔｉｃ（壊血病にならない）と呼ぶようになったという話です。

そして一九三三年、ポーランドのノーベル生理学・医学賞を受賞した科学者、タデウス・

ライヒスタイン氏が、有機合成によるビタミンCの合成に成功したのです。

ビタミンCは風邪に効く?

ビタミンCが世間に広く注目されるようになったのは、一九七〇年、『ビタミンCと風邪』という本が出てからです。

著者のライナス・ポーリング博士は、一九五四年に化学賞、一九六二年に平和賞の二度のノーベル賞を受賞した学者です。「ビタミンCが風邪に効く」という説を唱えて、国際的な議論を巻き起こしました。一日五~一〇gの大量のビタミンCを摂取すれば、風邪を予防することができるし、かかってしまってもそれ以上悪化させないというのですが、このライナス・ポーリング博士の説を検証するために、その後、いくつかの臨床試験が行われました。

中には風邪の予防効果は定かではないという説も出ましたが、このときは治療としてはある程度の効果が期待できるという結果に落ち着いたようです。

人が必要とするビタミン一覧（13種類）

●水溶性ビタミン

- ビタミンB群　ビタミンB_1: チアミン
- ビタミンB_2: リボフラビン。ビタミンGともいう
- ビタミンB_3: ナイアシン。ビタミンPPともいう
- ビタミンB_5: パントテン酸
- ビタミンB_6: ピリドキサール、ピリドキサミン、ピリドキシン
- ビタミンB_7: ビオチン。ビタミンB_w、ビタミンHともいう
- ビタミンB_9: 葉酸。ビタミンB_c、ビタミンMともいう
- ビタミンB_{12}: シアノコバラミン、ヒドロキソコバラミン
- ビタミンC：アスコルビン酸

●脂溶性ビタミン

- ビタミンA：レチノールなど
- ビタミンD：エルゴカルシフェロール、コレカルシフェロール
- ビタミンE：トコフェロール、トコトリエノール
- ビタミンK：フィロキノン、メナキノンの2つのナフトキノン誘導体

ビタミンCとブドウ糖の分子構造式

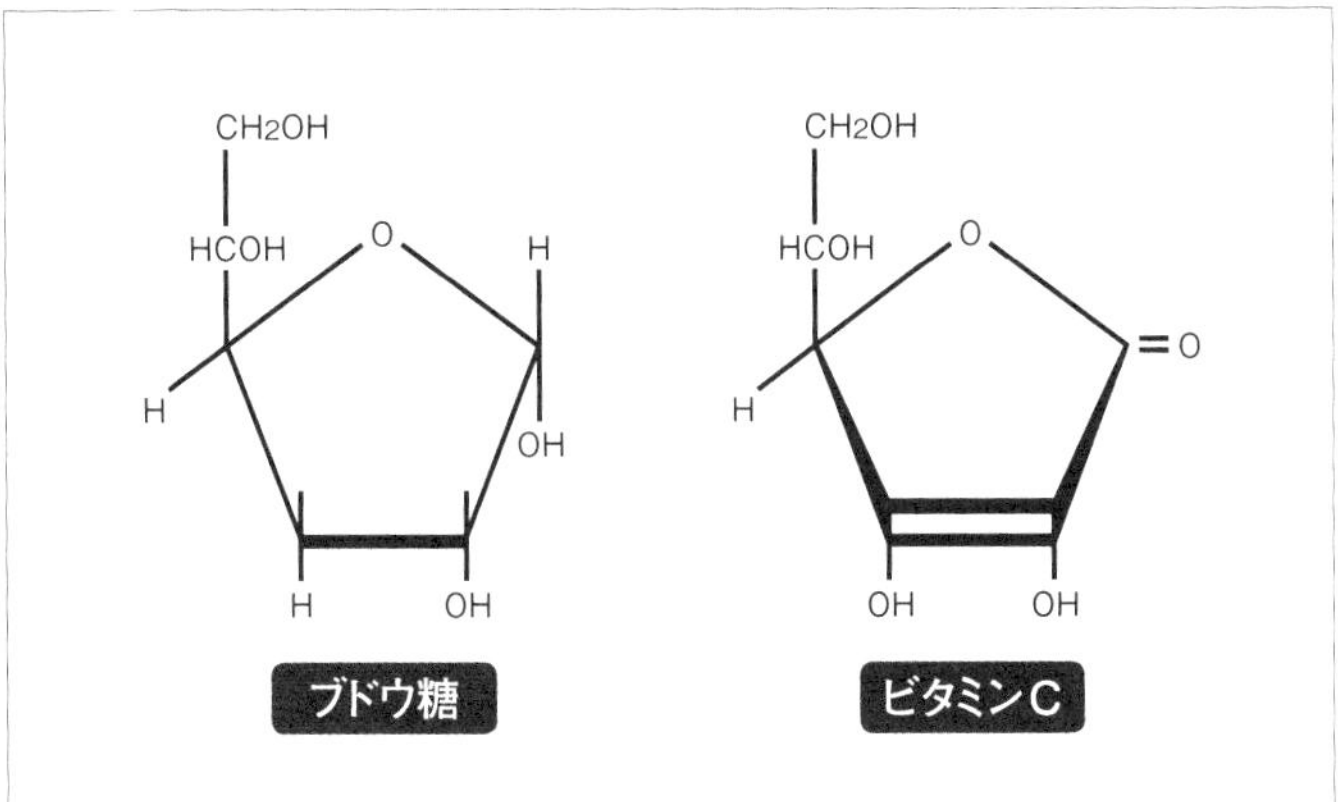

ビタミンCはブドウ糖から作られます。ブドウ糖から水素分子4個を取ったのがビタミンC、多くの動物や植物は体内でブドウ糖を使ってビタミンCを合成しています。

ビタミンCは、人の新陳代謝には欠かせない栄養素です。不足すれば風邪などの感染症にかかりやすくなるのは事実です。風邪をひいたら、あるいはひきそうになったら、ビタミンCを意識して取り入れるという考え方が、このころになってやっと学問的に認められたといえるでしょうか。

しかし、実際には以前から、冬になると、風邪をひかないようにみかんやきんかんなどの柑橘類の果物を食べなさい、とよく言われてきませんでしたか？　柑橘類に含まれる栄養素が冬を元気で過ごすために必要だというのは、古くから日本で伝えられてきた生活の知恵かもしれません。

ビタミンCの働き

コラーゲンの生成を助ける

風邪の予防だけでなく、ビタミンCにはいろいろな働きがあります。

中でも特に重要なのが、コラーゲンと呼ばれるたんぱく質の生成を助ける働きです。コ

ビタミンCのおもな働き

- コラーゲンの合成を手助けし、皮膚、血管、粘膜、骨を強くする
- 抗酸化作用　ビタミンEの還元作用をもつ
- 動脈硬化を予防する
- 慢性的な疲労を緩和する
- ピロリ菌の増殖を抑制する
- 認知症を予防する
- 集中力が上がる
- 老眼、白内障などの進行を抑える
- 抗がん剤であるインターフェロンを生成するときに必要
- 発がん物質ニトロソアミンの生成を抑制する
- コレステロールの胆汁酸への変換にかかわる
- 白血球の働きを強化する
  （抗がん作用、抗ウイルス作用、解毒作用）

ラーゲンとは、細胞と細胞を結びつける組織のことで、人の体内でアミノ酸から作られます。このとき、補酵素（体内で化学反応を促す酵素を補助する物質）として働くのがビタミンCです。ビタミンCが不足すると、コラーゲンを作ることができません。

コラーゲンは全身のあらゆる部位に含まれていて、皮膚や血管、骨、筋肉などを作ります。鼻やのどの粘膜も丈夫にします。血管を若く健康に保つ、皮膚の弾力性を保つ、粘膜を強くするのにもビタミンCが必要なのです。

さらに、ビタミンCは白血球と結び付いてウイルスを破壊する力を助けます。ビタミンCが白血球を活性化し免疫力を

助けて、健康な体を作ります。

美肌を保つ作用

ビタミンCといえば、肌のシミや色素の沈着を早く取るのに有効だということは知られています。

これらの肌のトラブルの最大の原因は紫外線です。紫外線を浴びると肌の細胞に大量の活性酸素（フリーラジカル）が発生して、健康な細胞にまで害を及ぼします。活性酸素は表皮の基底層にあるメラノサイトという色素細胞を刺激し、メラニン色素を作ります。このメラニン色素自体は、表皮より奥の真皮層にまで紫外線が届かないように阻止する、体の防衛反応です。

通常なら、メラニン色素は時間の経過とともに自然に表皮表面に押し上げられて、はがれていきます。これが肌の新陳代謝です。ところが、大量の紫外線の影響で活性酸素が増え過ぎると、メラニン色素が過剰に発生してしまい、活性酸素は肌の新陳代謝の力も衰えさせてしまうので、できてしまったメラニン色素を代謝しきれなくなり肌に沈着してしまいます。これが肌のシミやくすみです。

活性酸素によって真皮層にあるコラーゲンやエラスチンなどの弾力線維が傷つけられる

と、皮膚は弾力を失い、ハリを保てなくなります。これがしわの原因です。

肌の弾力を保つ真皮層は、七〇％がコラーゲンからできています。それ以外が、エラスチンと保湿成分のヒアルロン酸からなる弾性繊維です。弾性線維は、コラーゲンをしっかり束ね、しなやかな立体構造を保つのに重要な役割を果たしています。

また、大量の紫外線は皮膚がんの発生原因ともされています。肌の最大の敵は、活性酸素。その活性酸素を撃退するのに、ビタミンCが重要な働きを担っています。ビタミンCは、メラニンを生成する酵素チロシナーゼの働きを抑える作用や、メラニンの黒い色を薄くする作用、荒れた肌を修復する作用があります。コラーゲンの合成を促進して肌の弾力性を保ち、ハリを持たせる作用もあります。

ビタミンCは、多くの化粧品やサプリメントなどに使用されています。しかし、ビタミンCは熱や光に弱く壊れやすいのが特徴で、肌からはほとんど浸透しません。

抗酸化作用で体を守る

人は呼吸することで酸素を体内に取り入れています。酸素は細胞の一つひとつに届いて、血液から受け取った栄養分を燃やしエネルギーを作り上げます。その過程で、一部の酸素は化学反応を起こし活性酸素を作り出します。

活性酸素は、体内に侵入してきた細菌などを排除する良い作用も持っていますが、多くなり過ぎると問題を引き起こします。過剰な活性酸素は、体を酸化させ老化を促進する最大の原因であり、がんや動脈硬化などの多くの病気の原因であるのは間違いありません。その活性酸素を抑えることを抗酸化作用といいます。

例えば、リンゴを切ってそのままにしておくと、切った面が茶色くなってきますが、切り口にレモン汁をかけると変色しません。この変色が酸化で、これを食い止めているのがレモンの中に含まれているビタミンCです。リンゴのエピカテキン（タンニンやエルセチンと呼ばれる色素のこと）の代わりにビタミンCが酸化して、リンゴの表面を空気に触れさせないから変色しない、リンゴの酸化が抑えられるというわけです。

これがビタミンCの抗酸化作用です。ビタミンCは自分が身代わりに酸化されることで、私たちの体を酸化から守ってくれています。

酸化を食い止める反応を還元といいます。ビタミンCは自らが酸化されることで、いろいろなものを還元することができます。また、酸化したビタミンCはほかの還元物質と出合うことでさらに還元され、復活することもできます。

アンチエイジング効果で老化を予防

活性酸素が私たちの体の中で引き起こす最も好ましくない影響が老化の促進です。血管の老化は動脈硬化を、皮膚の老化はしわやたるみを起こし、細胞の老化は、自己免疫力の働きを弱め、がん細胞を発生させます。

老化の原因の一つである酸化を抑制するのが、ビタミンC。活性酸素の攻撃から体を守り、血管や皮膚の老化のスピードを遅らせる、アンチエイジング（抗加齢）効果を発揮します。

老化は生物が必ず経過する現象です。日本抗加齢医学会によると、①遺伝子に異変が起きる（がん細胞が生まれやすくなる）②細胞機能が低下する③フリーラジカルによって体が酸化する④免疫力が低下する⑤ホルモンレベルが低下する――などが老化の原因だといわれています。

百歳以上の超高齢者の老化の状態を調べたところ、もろもろの臓器の機能が衰えていく進行度合いが緩やかで、バランスがいい生理的な老化であることがわかってきました。ゆっくり、自然に老化していくのが、長寿の秘訣。ところが、多くの人に見られる老化現象のかなりの部分が、病的でアンバランスな老化といえます。

この病的な老化を積極的に予防し治療することで、その人がもともと持っている健康寿命を延ばすことができるのです。そのためには酸化ストレス（免疫力低下）や、ホルモン低下などへの対策が重要、これがアンチエイジングの考え方です。

老化現象とは、運動機能や内蔵の機能低下、物忘れ、白内障、皮膚のしわなど、病気とまでいかないけれど身体のさまざまな部分の衰えのことですが、そればかりでなく血管が衰えて動脈硬化などにかかりやすくなるのも老化現象です。最近では、こういう老化現象に活性酸素が深く関わっていることがわかっています。

病的な老化を防ぐために、抗酸化作用のあるビタミンCなどを積極的に取り入れる栄養指導や運動、ストレスケアなどをアドバイスしていく必要があるでしょう。今までの医療の中にはこういう考え方はありませんでしたが、これからは治療としての栄養指導の重要性も注目されています。

人はビタミンCを体内で作れない

動物は自分の体の中で大量のビタミンCを合成します。その生成量は、ほぼ体重に比例します。例えば、一日に必要なビタミンCの量は、テナガザルは七g、犬は〇・二g、豚〇・

体重から換算されるビタミンCの1日の必要量

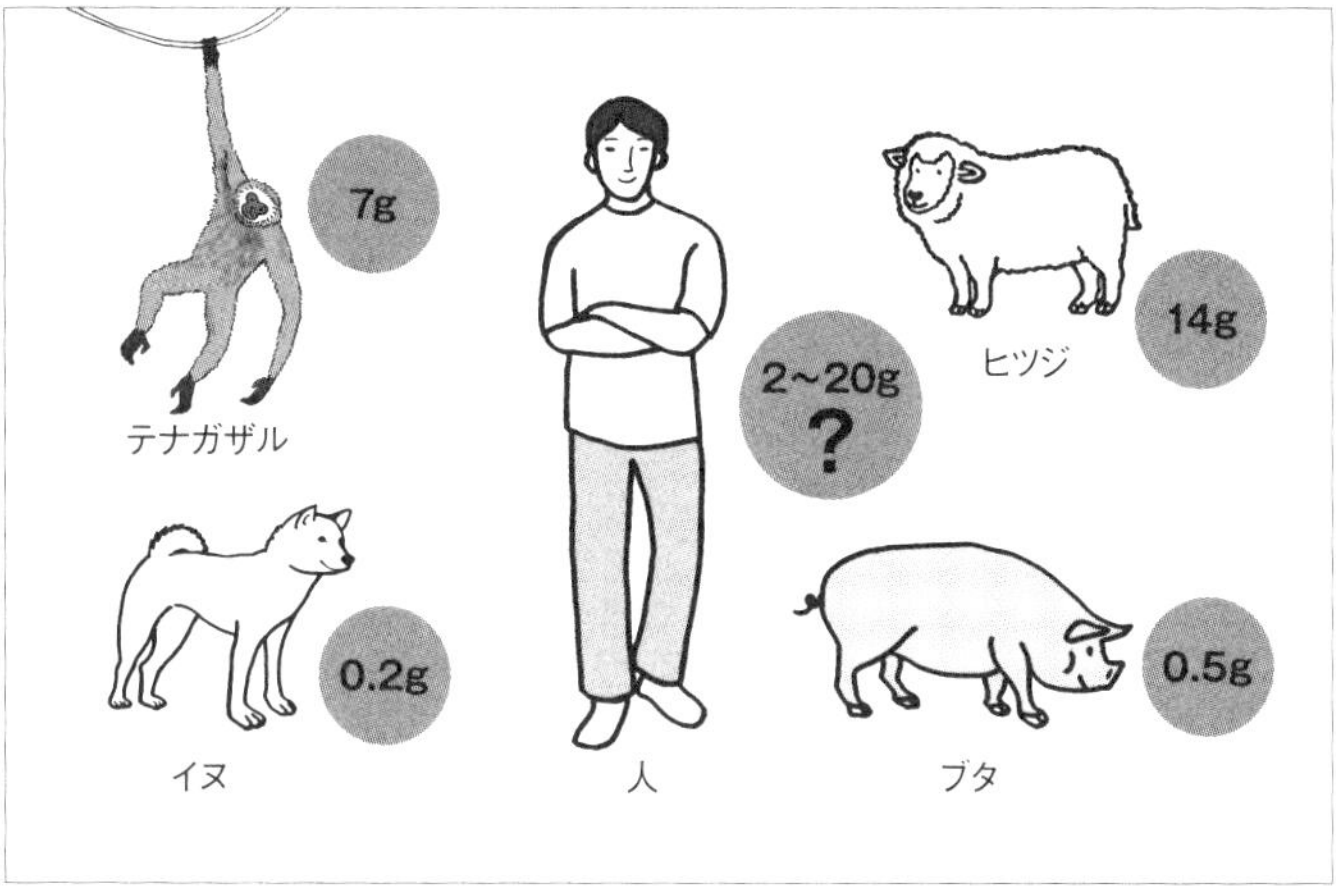

人は100万年前にビタミンCを体内合成する能力を失った

- 人にはビタミンCに変換するGLO（L-グロノラクトン・オキシダーゼ）という肝臓の酵素がない。
- ビタミンCの生合成ができない動物は、サル、ヒト、モルモット、オオコウモリ。

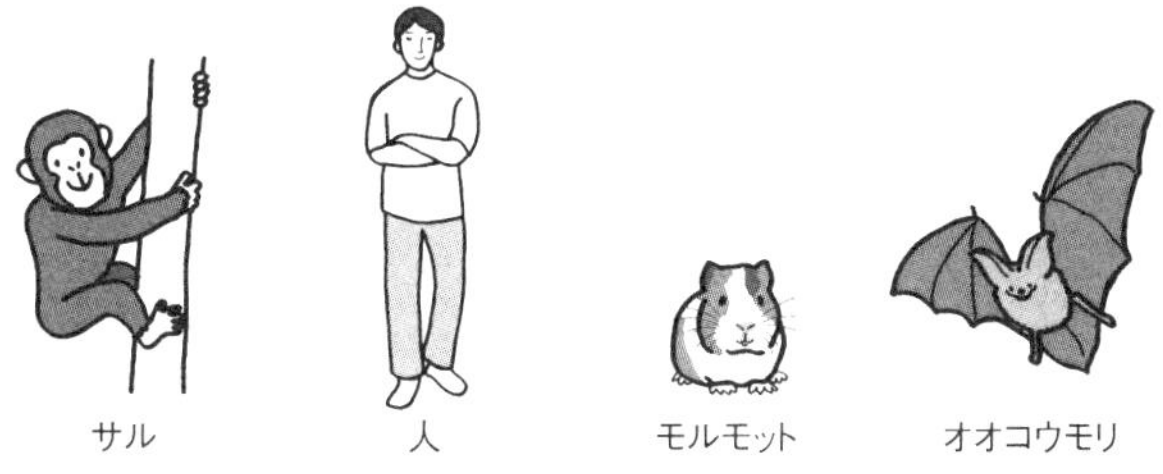

五g、ヒツジは一四g、たいていの動物は、必要な分のビタミンCを自ら体内で作っているのです。人の体重で換算すると、人は一日に約二～二〇gのビタミンCが必要だということになります。

しかし、人は、ブドウ糖をビタミンCに変換するGLO（L－グロノラクトン－オキシダーゼ）という肝臓の酵素がないために、体内でビタミンCを作ることができません。人が進化していく中で、百万年ほど前に、ビタミンCを体内合成する能力を失ってしまったといわれています。ですから人は、常に意識して、食事からビタミンCを補給するようにしなければなりません。ちなみに、人の他にビタミンCを体内合成できない動物は、モルモット、サル、オオコウモリだけといわれています。

厚生労働省が決めた成人日本人のビタミンCの摂取量は、一日一〇〇mg、最低これだけは摂るように勧めています。これを全部、口から摂取しなくてはならないのですから、よほど意識して摂取しないと、血液や細胞、組織が必要としているビタミンCの量が不足することになるでしょう。例えば、ビタミンCを一〇〇mg摂るには、リンゴなら十四個、みかんは四個、いちごは七粒、キャベツは葉を五枚、ほうれん草は二束半必要になります。

ビタミンCは摂り過ぎたとしても、不要な分は尿から排出されます。どうせ流れ出るなら、たくさん摂取する必要がない？　と思うかもしれませんが、それは少し違います。

日本人の1日に必要なビタミンCの所要量（厚生労働省・平成12年推奨量）

●成人100mg（妊婦はプラス10mg、授乳婦はプラス40mg）

●実際に最も一般的な摂取量は、50mg～4g

※アメリカ政府が決めた「ビタミンCの1日あたりの摂取勧告量」は60mg
（妊娠中、授乳中の女性は70～95mg）

果物・野菜のビタミンC100mg含有量の目安

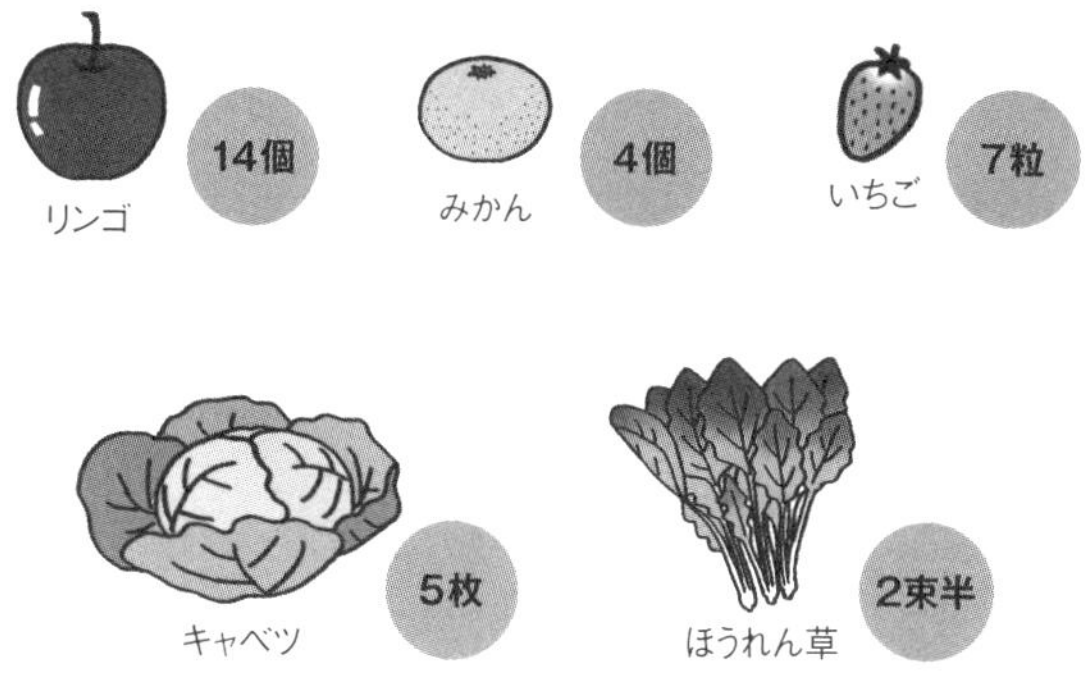

ビタミンCは、特定の臓器に集まりやすい傾向があります。必要なところに集まるのです。たっぷり摂取して悪いことはひとつもありません。

例えば、血中のビタミンC濃度を一とすると、脳は血液中の二〇倍、白血球は八〇倍、副腎には一五〇倍もの濃度のビタミンCが含まれています。ビタミンCが多く含まれる臓器はそれだけビタミンCが必要であることを示しています。

ビタミンCが不足すると

副腎皮質ホルモンが作れない

ビタミンCを体の中で貯めておく場所が副腎ですが、強いストレスが続くと、ストックされたビタミンCがどんどん失われて、副腎皮質ホルモンが作れなくなってしまいます。ビタミンC不足は、さらに副腎機能の低下を引き起こします。

副腎皮質ホルモンには、糖質、たんぱく質、脂質などをエネルギーに換える（代謝）、過剰に免疫力が働く（アレルギー反応）のを抑える、脳の集中力を高める、ストレスによるショックをやわらげて、ストレスに立ち向かう体の状態を整えるなどの作用があります。ビタミンCは、この副腎皮質ホルモンを作るために不可欠なビタミンなのです。

ビタミンCは私たちの体内で、毎日消費されています。例えば、激しい運動や、体を酷使する労働をしたときには大量のビタミンCが使われます。喫煙習慣や飲酒、たくさんの紫外線を浴びたり、添加物が含まれた食品を摂取したとき、ビタミンCはどんどん活躍します。特に喫煙は、著しくビタミンCを消費します。

このような心身のストレスの刺激は、大脳辺縁系から視床下部に伝わって、CRH（コルチコロトピン放出ホルモン）が分泌されます。CRHは、脳下垂体からのACTH（副腎皮質刺激ホルモン）の分泌を促し、副腎皮質からコルチゾールが分泌されます。

コルチゾールはストレスに対処してくれる物質ですが、あまり長い間繰り返し分泌されると、免疫力を低下させ、種々の病気への抵抗力が落ちてしまうのです。コルチゾールは、血糖値をも上昇させ、NK細胞（ナチュラルキラー細胞）の活動を抑制するので、がん細胞を生んだり、悪化させたりする可能性もあります。

アレルギー性疾患が起こりやすくなる

粘膜などの炎症を抑える力も持っている副腎皮質ホルモンが不足すると、免疫力が過剰になりアレルギー反応が過敏になるといわれています。アトピー性皮膚炎や喘息《ぜんそく》、花粉症、アレルギー性鼻炎などのアレルギー性疾患が起こりやすくなるのです。

もともと人間の身体は、体内に侵入してくる異物をいち早く察知して排除し、身を守る働きを持っています（免疫反応）。この働きが、特定の抗原に対して過剰に起こってしまうのがアレルギーです。

また、ビタミンCは、脂肪の代謝に関与し、血中コレステロール値を下げる手助けをしてくれます。ビタミンCが不足すると胆汁酸が作られなくなり、コレステロール値が跳ね上がります。白血球の免疫力も低下し、風邪などの感染症にもかかりやすくなります。

壊血病の症状が表れる

ビタミンCは体内のたんぱく質を構成するアミノ酸の一つ、ヒドロキシプロリンの合成に必須であるため、これが欠乏すると組織間をつなぐコラーゲンや象牙質、骨の間充《かんじゅう》組織の生成ができなくなります。血管も傷つき、だるい、疲れやすい、顔色が悪い、歯茎から出血しやすい、皮下出血を起こしやすいなどの壊血病の代表的な症状が表れます。壊血病は、現在の日本ではほとんど見られませんが、少し以前のヨーロッパでは死亡者もたくさん出た恐ろしい病気です。

乳児のビタミンC欠乏症にはメルレル・バロー病と呼ばれるものがあります。これは人工栄養児によく見られるもので、牛乳や粉乳にビタミンCが少ない上に、それを加熱するためにビタミンCが壊され、欠乏症になったものです。しかしこれもわが国ではほとんど見かけません。

メモ

■「ビタミンCは生物の老化の進行を抑える」
東京医科歯科大・東京都老人総合研究所などのチームによる実験（二〇〇八年）

マウスは自分自身でビタミンCを作ることができますが、実験用に体内で合成できないマウスを作り、ビタミンCを含まない餌で育てると、発育が止まり、壊血病の症状が現れました。また、ビタミンCが不足したマウスの脳や肝臓、肺において、活性酸素の生成が増えることも明らかになりました。さらに、正常のマウスに比べて、四倍の速さで老化が進んだことも判明。ビタミンCは、マウスの老化に関係があると思われます。人間はマウスと違って体内でビタミンC合成ができないため、この結果を直接当てはめることはできないかもしれませんが、人間でもビタミンCが老化に影響しているだろうと推測できます。ビタミンCが加齢に関係することを科学的に証明した研究です。

メモ

■たばこはビタミンCを大量に消費する

たばこを吸うと、腸壁からのビタミンCの吸収率が低下します。適量のビタミンCを摂取した後で、利用されないまま尿中に排出されるビタミンCの割合を調べると、非喫煙者は約一〇％ですが、喫煙者は約三〇％。また、体内に常時貯蔵されているビタミンCのうち、代謝に使われる量をみると、非喫煙者は四五〜六〇㎎、喫煙者は六七〜九〇㎎と差があり、喫煙でビタミンCの消費量が増えることがわかります。血中のビタミンC濃度も、喫煙者は非喫煙者に比べて四〇％も低いことがわかっています。

ビタミンCをたっぷり摂ることが大切

副腎の機能がアップする

強いストレスを受けて副腎を酷使しているときや、風邪をひいてしまったときにはビタミンCがたくさん使われています。だからそのようなときは、特に意識して十分な量のビタミンCを補給し、身体に満たしてあげることが必要です。

常に十分な量のビタミンCを摂取していれば、エネルギーがあふれ活気が出る、免疫力が過剰に働くのを抑える、脳の集中力を高める、ストレスに立ち向かうことができるなどの副腎の機能がアップして、穏やかな心身を取り戻すことができるのです。

アルツハイマー型認知症の予防に有効

はっきりした原因は明らかでなく、特効薬や治療法も確立されていませんが、ビタミンCの摂取がアルツハイマー型認知症の予防に有効であることがわかってきました。

アルツハイマー型認知症は、脳の中に、アミロイドβ（ベータ）というたんぱく質が異常に増えるために起こるのではないかといわれています。ビタミンCの強い抗酸化力が、活性酸素の悪い影響を抑えて、脳に不要な物質がたまるのを防ぐのではないかと考えられています。

さらに同じように抗酸化作用のあるビタミンEをビタミンCと併用することで、ビタミンEが活性酸素と戦い、傷ついた細胞をビタミンCが修復するともいわれて注目されています。

ビタミンCが白内障を防ぐ

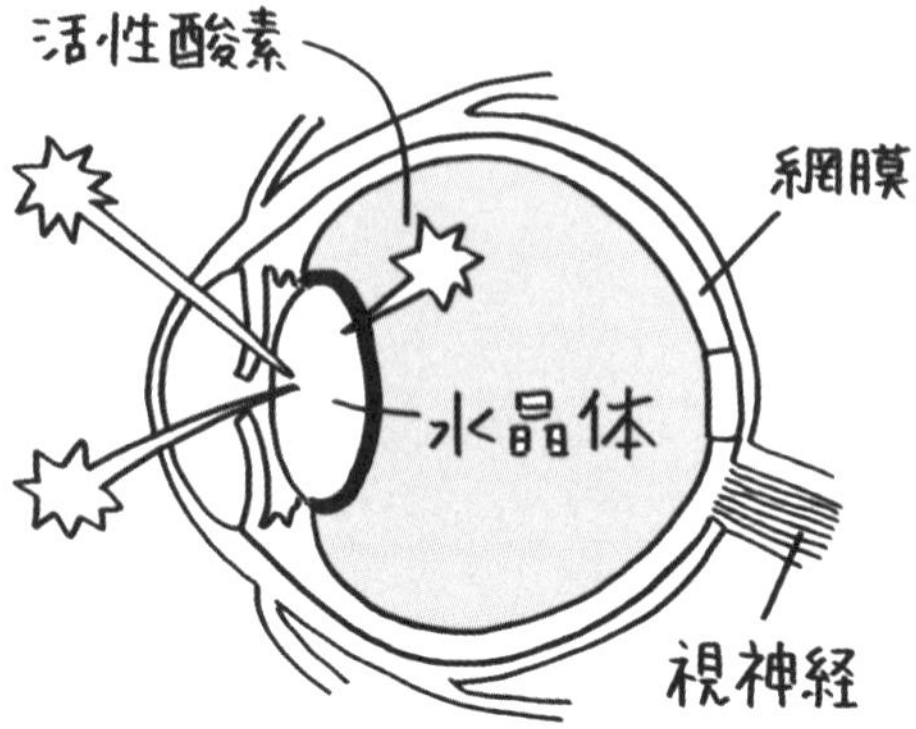

ビタミンCの強い抗酸化力が、体内に発生した活性酸素を退けて水晶体の酸化を抑えることができます。

白内障も予防できる

目の中の水晶体は、体の中でも特に太陽光などによる活性酸素の影響を受けやすい部分です。紫外線の影響などで発生する大量の活性酸素によって、水晶体を

> メモ
>
> ■アルツハイマー型認知症はなぜ起きるのか
>
> 脳内に異常なたんぱく質が蓄積して、神経細胞が編成・脱落して脳が萎縮していくと考えられています。アミロイドβたんぱく質が凝集・線維化して老人斑を形成し脳神経細胞を死滅させるという説や、アミロイドβたんぱく質のオリゴマーが神経細胞のシナプスの機能を阻害し、認知機能を低下させるという説があります。

構成するたんぱく質が、何十年にもわたって酸化して白く濁ってしまいます。最も多いのは加齢によるものであり、個人差がありますが、年をとるにつれて水晶体が濁ってきます。最近では、アトピー性皮膚炎や糖尿病などの合併症として、若い人の発症も増えているようです。

まぶしい、視力が落ちる、目がかすむ、二重に見えるなどの症状が起こりますが、ビタミンCを多く摂っている人は白内障を発症する確率が低いといわれています。ビタミンCの強い抗酸化力で体内に発生した活性酸素を退けることで、白内障になりにくくなるのでしょう。

歯周病になりにくい

歯周病菌によって歯茎に炎症が起こるのが歯周病。歯茎を作っているコラーゲン繊維が破壊されるために起こります。コラーゲンの生成を促す作用があるビタミンCをたくさん摂取すれば、破壊されたコラーゲンが修復され、歯茎の健康を取り戻すことができるのです。

抗酸化物質の血中濃度と歯周病の発生度との関係を調べると、抗酸化物質の血中濃度が高い人ほど歯周病になりにくく、とりわけビタミンCをたっぷり摂っている人ほど歯周病になりにくいことがわかっています。

がん細胞の発現を抑える

私たちの体を構成しているのは、約六十兆個の細胞です。古くなった細胞は、順次新しい細胞と入れ替わっています。これが「新陳代謝」です。

細胞は常に酸化し老化していきますが、その過程で、だれでも一日に一万〜二万個もの細胞が突然変異を起こしています。人間の一生を八十年とすると、約一億、多い人は約十億回も突然変異が起こっていることになり、がん予備軍の状態にあります。

それでも簡単にがんにならないのは、人間は、自己免疫力を持っているからです。マクロファージ、リンパ球、キラー細胞、ＮＫ（ナチュラルキラー）細胞などといわれる血液の中の免疫細胞が、がん細胞を攻撃してやっつけてくれるのです。

しかし、過剰に紫外線や放射線、電磁波、一部の化学物質などを浴び続けることによって、あるいは、老化や栄養低下、喫煙、ストレス、過労などのために、自己免疫力が弱まってしまうと、身体のどこかで発生した一個のがん細胞が見逃されてしまいます。そしてがん細胞は、身体の中でひそかに、着実に増殖していくのです

正常な一個の細胞が、何らかの原因で傷ついてがん細胞に突然変異すると、その傷ついた一個のがん細胞は、約十年間でおよそ三十回分裂を繰り返し、重さ一ｇ、大きさは小指の爪ほどの悪性腫瘍になります。この間、ほとんど自覚症状はありません。

この段階でがん細胞を発見できれば、早期発見といわれますが、気づかずに放置していれば、このがん細胞は約十回の分裂を経て、たった二〜三年で、一兆個、約一kg、握りこぶしほどの大きさにまで増殖します。

ビタミンCは、肉類に含まれる二級アミンと生野菜や漬物に含まれる亜硝酸が胃液と化学反応を起こして、ニトロソアミン（発がん物質）を生じる反応を抑制します。

ビタミンCは、抗酸化ビタミンであり、免疫機能を高める働きを持つことは周知の通りです。免疫機能が強化されれば、がん細胞の発現を抑えるのにも大きな役割を果たします。「ビタミンCをたっぷり摂取していれば、がんにかかりにくい」ということが、理屈でも納得いくと思います。

サプリメントで補う

厚生労働省が決めたビタミンCの摂取量は、一日一〇〇mg、最低これだけは摂るように勧めています。体内で合成できない人間は、毎日必要十分なビタミンCを摂取していく必要があります。

ビタミンCが最も多く含まれるといわれているのが、アセロラ、ローズヒップ、そしてレモンなどです。例えば、一個のレモン果汁に含まれるビタミンCは、約二〇mg。一〇〇mgを摂るには、私たちは、毎日レモン五個分のレモン果汁を摂らなくてはなりません。

色の濃い野菜類にも多く含まれますが、実際に必要な量をすべて食品から摂るのは無理な時代。野菜類そのものに含まれるビタミンの量が、昔とは比べ物にならないくらい少ないし、強いストレスや化学物質が蔓延《まんえん》する社会環境など、ビタミンを破壊する因子が増えているのが現状です。

人間の持っている免疫機能も、体内の酸化防止の能力も、二十歳台をピークにして、加齢とともに徐々に衰えていくというのも事実です。多くの研究者は、抗酸化作用や免疫増強作用のある食品やサプリメントを積極的に摂取することは、がんの発生予防や再発予防に有益だと考えています。

健康維持のために、がん予防のために、サプリメントなどを上手に加えながらビタミンを補給していくことは間違いではありません。

多くのがん患者は、栄養素の不足、体力や免疫機能や抗酸化能の低下、血液循環や消化吸収機能の障害などの問題を抱えているのも確かで、これらを解決していくことが、がん治療の効果を高め、再発予防に有用であることも明らかです。

手術や抗がん剤治療、放射線治療などのがんの標準的な治療は、正常な組織にもダメージを与え、体力や抵抗力の低下を招く欠点があります。手術によって体力が消耗し、生体防御能の低下が起こり、消化器系の切除手術では、手術後に消化吸収能の障害が残って栄養状態の低下が起こります。

抗がん剤や放射線治療は、たくさんのフリーラジカルを発生させ、正常組織の障害も引き起こします。DNA変異を引き起こすため、抗がん剤や放射線治療のあとに、副作用として新たながん細胞が発生することもあります。体力や免疫機能の低下は、がんの再発や転移のリスクを高め、感染症を引き起こす原因にもなっています。

このようながんの標準的な治療の欠点を補う目的で、機能性食品やサプリメントなどを意識して取り入れることは、多くの人たちが行っていることです。

経口で吸収できる量は？

口から入ったビタミンCは、消化管で吸収され血中に送られます。血漿《けっしょう》中のビタミンC濃度は、摂取後 一時間半〜三時間でピークに達し、その後、緩やかに減少します。つまり、経口で体内に入ったビタミンCの効果が最大になるのは、飲んでから三時間後といえます。

ビタミンCの吸収は眠っている間でも落ちません。一方、睡眠中はストレスに伴う消費も少なくなるので、ビタミンCの血中濃度の低下も緩やかになります。

また、ビタミンCがコラーゲンを合成するには成長ホルモンが関係していますが、成長ホルモンは眠っている間にたくさん分泌するホルモンです。つまり、夜寝る前にビタミンCを服用するのは効果的だと思われます。

経口からビタミンCは、一回に摂った量が二〇〇mg程度までなら、九〇％吸収されますが、一〇〇〇mg以上になると吸収率は五〇％以下になり、腸の吸収能力には限界があるのです。通常は三〇〇〇mgの摂取が、腸の吸収能力の限界だといわれています。それ以上を一度に摂っても、体の中には入っていきません。

ビタミンCは大量に投与しても、身体に弊害はありません。水溶性ですから、余ったものは体外に排泄されます。吸収されなくても、腸管内の有毒物質発生を防ぐのに役立つと考えられています。

ビタミンCの体内貯蔵量は、通常一五〇〇mgといわれており、体内貯蔵量が三〇〇mg以下になると壊血病の兆候が表れてきます。

ビタミンCの構造式は、天然物も合成物も全く同じです。世界中のビタミンCはほぼ一〇〇％工場で作られています。アセロラやローズヒップから抽出した天然物もありますが、製造コストがかかりすぎて、天然一〇〇％のビタミンCは事実上不可能だといわれています。ビタミンCというのは、たとえ人工のものでも非常に自然なものに近く、その効果も遜色ないでしょう。

ビタミンCをサプリメントや栄養補助食品を用いて上手に補うことで、健康を維持し、さまざまな疾病を予防することができるのは確かです。

第2章

がん治療としての
超高濃度ビタミンC点滴療法

末期がん患者の延命効果

厚生労働省の人口動態統計によると、ここ三十年ものあいだ、日本人の死亡原因の主流を占めているのが、がん（悪性腫瘍）、心筋梗塞などの心疾患、脳卒中（脳血管疾患）です。戦後にトップだった結核が影を潜め、近年は、超高齢化のためか肺炎で死亡する人が増えてきたとはいうものの、今でも、毎年日本人の約三人に一人が、がんで死亡している状態が続いています。

現代の標準的ながん治療というと、放射線療法、化学療法、手術ですが、新しい薬が登場するなどして、がんの治療法はめざましく進歩しています。

一方で、ライフスタイルの改善や適切な栄養の摂取などは、がん治療において全く重要視されていません。栄養は、がんの予防には役立ってもがんが発生したあとの病態の改善には、それほど役に立たないと考えられてきました。がん専門医の扱う範疇《はんちゅう》ではないとされてきたのです。

まして、栄養サプリメントに関しては、これまではむしろ避けるよう指示されることが多かったと思います。なぜなら、ビタミンCをはじめとしてサプリメントの多くは抗酸化

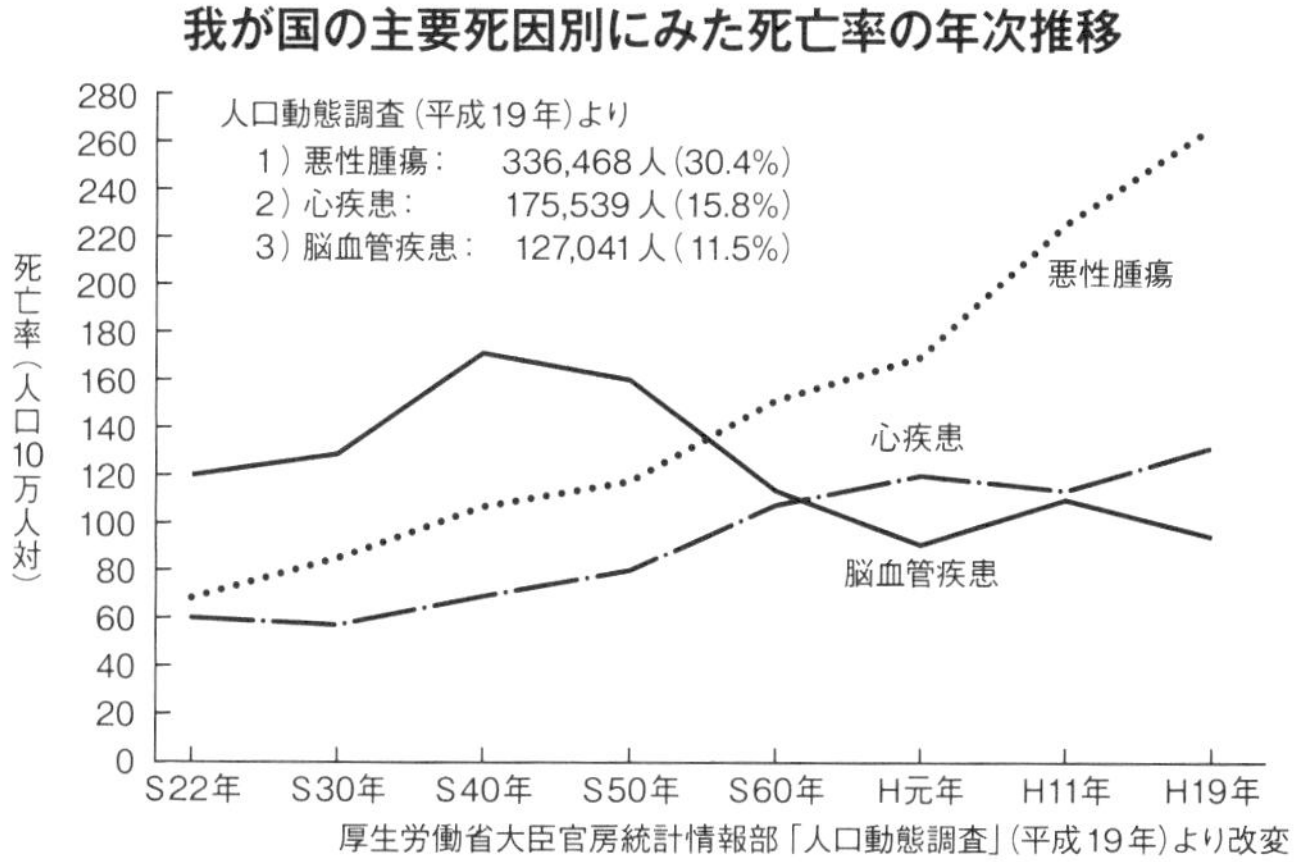

厚生労働省大臣官房統計情報部「人口動態調査」（平成19年）より改変

ここ30年ものあいだ、日本人の死亡原因は、悪性腫瘍（がん）、心疾患、脳血管疾患（脳卒中）が主流を占めています。

物質であるので、放射線治療や化学療法の効果を相殺すると考えられていたからです。

　でもこの考え方は大間違いです。ビタミンCは、選択的にがん細胞を阻害するけれど、正常細胞には何の害も与えないし、がん細胞への抵抗力を強めるなど、がん治療の効果を補完する作用が認められると唱える研究者も出てきました。

「適切な栄養は、がん発症後の患者の病態、生存にも大きく影響を与える」というのが近年の統合医療のアプローチです。

　ビタミンCは、がん患者の低栄養を防ぎ、治療による副作用を軽減する、正常組織を守り、正常な細胞を増やす、免疫

力を増強し、QOLを改善する、活力や食欲を増進し、痛みを取り除き緩和する、予後を改善して再発を予防するのです。

二〇〇八年八月、米国の国立衛生研究所の研究チームが、がん細胞を植え付けたマウスにビタミンCを大量に投与して、がん細胞の増殖を抑制することに成功したと発表し、医学界で話題になりました。しかし、ビタミンCががんに効くという論文発表は、以前からあったし、実は、ビタミンCを用いたがん治療は、米国だけでなく、日本でも実際の医療現場でその前から行われていました。

「大量のビタミンC投与は進行がんに有効」ライナス・ポーリング博士とキャメロン博士の発表

ビタミンCを用いたがん治療の研究には、五十年もの歴史があります。

一九五九年、「ビタミンCはがん治療に有用である」という仮説を立てたのがカナダの医師、ウイリアム・J・マコーミック氏です。がんの転移はコラーゲンを侵食して生じ、コラーゲンがビタミンCを通して強化されるなら、ビタミンCを補給することで腫瘍をカプセルのように包み込んで転移も防ぐことができるというのが、マコーミック氏の説でした。

そして、一九六八年、ノーベル化学賞（一九五四年）とノーベル平和賞（一九六二年）の二つのノーベル賞を受賞したアメリカの科学者、ライナス・ポーリング博士と、スコットランドの外科医、イワン・キャメロン博士が、**「末期進行がんの患者にビタミンCを点滴とサプリメントで投与すると、生存期間が四倍から六倍も延長した」**と発表して注目を集めました。

ポーリング博士らは、百人の末期がん患者に、通常の治療に加えてビタミンCを一〇g、十日間点滴で注入し、さらにその後大量のビタミンCを経口で長期投与して、対照グループのがん患者千人と比較しました。その結果、ビタミンC投与群の平均生存期間は、二百十日、対照群は五十日でした。大量のビタミンCを服用し続けることで、生存期間が対照群の四・二～六倍も延長したのです。

生存曲線（治療後の患者の生存率をグラフ化したもの）は、ビタミンCを投与された患者の九〇％は、対照群より三倍高く、残りの一〇％は、二十倍高かったこともわかりました。

「大量のビタミンC投与は、進行がんの患者に対して非常に簡単で安全な治療法である」と、世界に向かって発表しました。

ビタミンCは、体内でコラーゲンの生成に関与しています。コラーゲンは、真皮、靭帯《じんたい》、腱、骨などを構成するたんぱく質です。ポーリング博士らは、はじめは、マコーミック医師の仮説同様、ビタミンCが体内に入ることで、がん細胞の周りにコラーゲンの膜を作りがん細胞の成長を抑制するのではないかと考えていました。しかしその後の研究で、ビタミンCが活性酸素の一種である過酸化水素を発生させ、選択的にがん細胞を殺すことが明らかになったのです。

「延命効果なし」メイヨー・クリニックの反論

しかしその後、ポーリング博士とキャメロン博士らによる共同研究は、対照群の過去に生じた事実に遡ったり、独立した病理学的な確認が取れていなかったり、実験方法も不確実だったと指摘され、反論する学者が出現するなど、ビタミンCによるがん治療は、長い間賛否両論に分かれて論争を引き起こしてきました。

一九七八年、アメリカのミネソタ州にあるメイヨー・クリニックでは、実際にがん患者にビタミンCを投与したものの、「延命効果は見られなかった」と、ポーリング博士たちの説を否定する発表を行いました。彼らは、進行がんの患者六十名にビタミンCを一〇g、わずか二カ月間経口投与しただけで、対照群の進行がんの患者六十三名と比較したところ、臨床症状、食欲、体重などに有意な差はなく生存曲線も同じだったというのです。

この報告が世界を駆け巡り、医学界におけるNew England Journal 誌の評価とメイヨー・クリニックという名声も加わって「ビタミンCの大量投与に治療上の有益な効果はない」

という説が主流を占めるようになり、ビタミンCの研究はいったん途絶えてしまったかに見えました。

しかし、代替療法を実践する医師たちのあいだでは、ビタミンC投与は実践され続けてきたのです。

薬物動態学の研究によると、ビタミンCが経口投与されると、健康な人の血漿中および組織内のビタミンC濃度は、厳重に制御されることがわかりました。ある一定の量しか受け付けないのです。しかし、点滴で投与されると、こうした制御をすりぬけて、経口投与のときの血漿中の最高濃度値の七十倍もの濃度に達したのです。

キャメロン博士と米国のT・コリン・キャンベル博士による臨床研究やポーリング博士との共同研究では、ビタミンCは点滴注射と経口投与で行っていたのに対して、メイヨー・クリニックが行った方法は、一〇gのビタミンCを経口投与しただけで、点滴での注入は行っていませんでした。経口からサプリメントとして取った場合と、静脈からの投与の場合とで、ビタミンCの血中濃度に大きく差が出るという非常に重要なことが、当時はまだわかっていなかったようです。

ビタミンCはがん細胞を殺す

こうした不遇に屈することなく、ポーリング博士は九十二歳で他界するまで、ビタミンCの研究を続けました。その研究は、その後も弟子たちが引き継ぎ、なかでもアメリカのヒュー・リオルダン氏とマーク・レバイン氏を中心にした研究グループは、一九八九年に米国カンザス州に「国際人間機能改善センター」（二〇一〇年九月にリオルダン・クリニックに改称）を設立し、以来、ここがビタミンC点滴療法の研究・治療の本拠地となっています。

そして、二〇〇五年、アメリカの国立衛生研究所（NIH）、国立がん研究所（NCI）、食品医薬品局（FDA）に所属する研究者たち八名の共同研究の結果が、「アメリカ科学アカデミー紀要」という権威ある雑誌に掲載されて、再び注目を浴びることになったのです。その論文のタイトルが、**「アスコルビン酸は選択的にがん細胞を殺す」**というものでした。高濃度のビタミンC（アスコルビン酸）はがん細胞を殺すということが、改めて世界を駆け巡りました。

アメリカでは、高濃度のビタミンCががんの治療としての働きがあることを公的機関が認めたことになり、高濃度ビタミンC点滴療法の本格的な臨床試験も進められています。

現在は、アメリカやカナダの多くの医師らが、がん患者に対しての高濃度ビタミンC点

滴療法を行うようになり、この治療を受ける患者の数は急増しています。

研究面でもカンザス大学、ジェファーソン大学、アメリカの民間がん専門総合病院グループによって、それぞれアメリカ国立健康研究所の認可を得て、卵巣がん、悪性リンパ腫、すい臓がん、末期がんに対する高濃度ビタミンC点滴療法の効果について臨床研究が開始されています。韓国では、ビタミンCの白血病に対する臨床研究も始まっています。

高濃度のビタミンCががん細胞を殺すメカニズム

過酸化水素ががん細胞を殺す

がん治療として効力を発揮するためには、ビタミンCが経口投与ではなく、点滴で大量に使われることがポイントです。

人間の体は六十兆個の細胞でできています。細胞の中の水分を「細胞内液」、細胞の外の水分を「細胞外液」と呼び、そして体全体の六〇％が水からできています。細胞外液に細胞が浮かんでいるイメージです。

ビタミンCががん細胞を殺すメカニズム

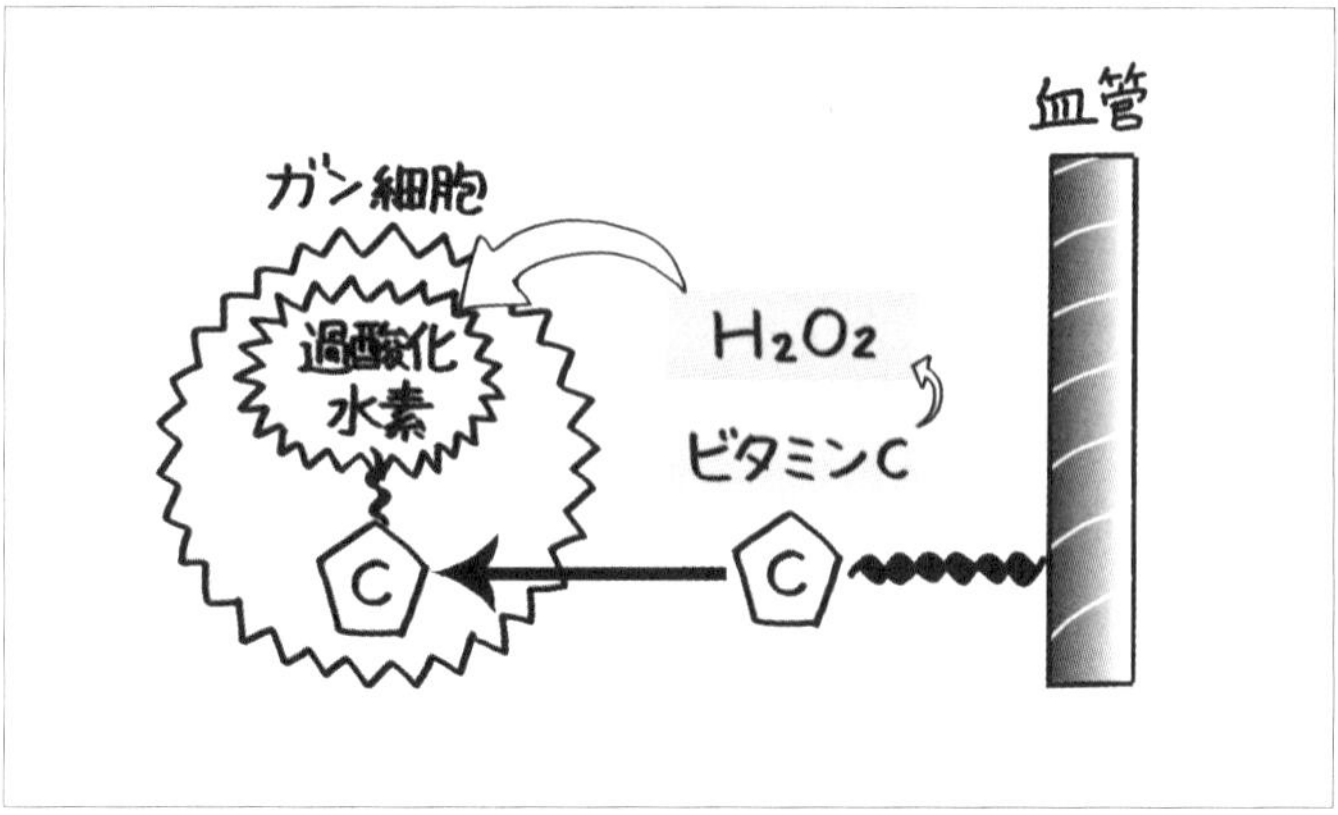

静脈に運ばれたビタミンCは酸化されて過酸化水素を発生し、この過酸化水素ががん細胞を殺します。

大量の高濃度ビタミンCが静脈から点滴投与されると、ビタミンCの血中濃度が高くなり、その高い濃度を維持したまま、ビタミンCは血管から細胞の外液にしみ出していきます。するとがん細胞は栄養が来たと勘違いして、細胞の中に取り込もうとします。このとき、高濃度のビタミンCは化学反応を起こし、大量の過酸化水素を作ります。がん細胞の周囲で鉄などの微量な金属とフェントン反応を起こして過酸化水素が生成されるのです。この過酸化水素が、がん細胞を殺します。

正常な細胞はカタラーゼという酵素を持っていて過酸化水素を水と酸素に分解するので、全く影響を受けません。しか

薬理学的高濃度のビタミンCによる選択的がん細胞死の機序

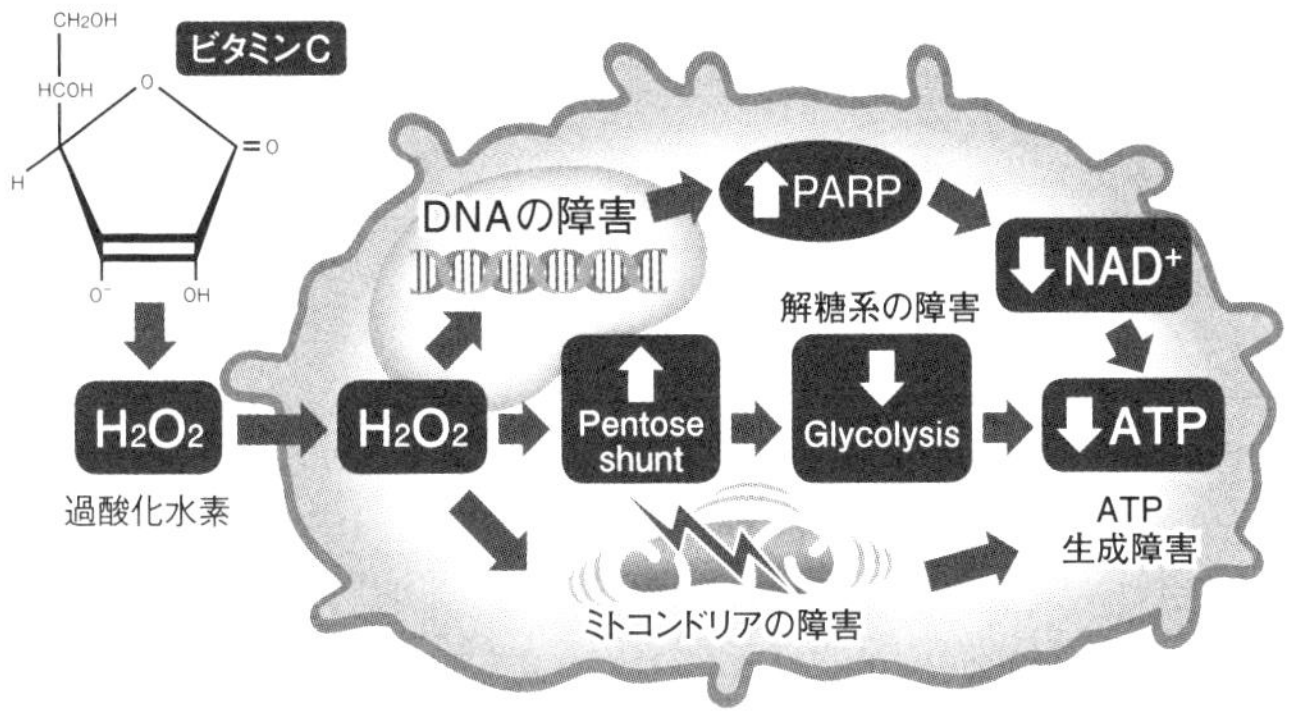

National Academy of Scienes（2007）より

し、多くのがん細胞にはこのカタラーゼが欠乏しているために、過酸化水素を中和できず、ダメージを受けて破壊されてしまいます。過酸化水素ががん細胞の中に取り込まれると、がん細胞のＤＮＡやエネルギーを産生する解糖系などを阻害し、がん細胞は死んでしまいます。

　がん細胞の成長を促すファクターはさまざまですが、それらは体を酸化状態にします。その酸化的ストレスを減らすことが、がん治療の大きなターゲットになります。ビタミンＣの抗酸化作用が大きく働くのです。**高濃度のビタミンＣは、体内で大量の過酸化水素を発生させ、これががん細胞だけを攻撃し、正常な細胞にはなんのダメージも与えません。**

一方、ビタミンＣは細胞内のミトコンドリアの機能を正常化し、免疫システムの働きを刺激します。遺伝子の障害を抑制し、細胞の突然変異を予防します。すなわち、ビタミンＣは、自然の抗がん剤であり、同時に免疫力を高める働きもあるのです。

ビタミンＣの超高濃度、大量投与は抗がん剤として働く

外科手術後などに行う、健康保険診療で認められているビタミンＣの点滴量は、一日二ｇ。一部の美容整形外科では「美白点滴」と称してビタミンＣを投与していますが、普通は一回五ｇ、高濃度で一〇ｇ程度です。現在医療機関で行われている栄養療法で点滴に用いるビタミンＣの量は、〇・五ｇです。

これに対して、超高濃度ビタミンＣ点滴療法では五〇〜一〇〇ｇという大量のビタミンＣを点滴します。そうすると、血液中のビタミンＣ濃度は、平常時の二百〜四百倍にもなり、栄養レベルを超えた薬理学的作用が期待できます。

大量のビタミンＣの高濃度投与は、栄養補助ではなく抗がん剤として働きます。一回に五〇〜六〇ｇもの超高濃度のビタミンＣを点滴で直接静脈に投与する、これがビタミンＣによるがんの治療法です。

点滴という方法により、サプリメントなどの経口摂取とはけた違いの量のビタミンＣを

直接体内に投与させることができます。点滴と同じ濃度を経口投与で得るためには、五倍もの量が必要。つまり、経口投与と同じ濃度を点滴で得るには、五分の一の量でいいのです。

治療目的なら点滴でビタミンCの血中濃度を上げる

ビタミンCは、化学的な成り立ちはかなり簡単な分子です。合成するのは難しくなく、比較的安価な化学物質といえます。その性質もよく知られていて、血中濃度も精密に測定できます。普通、人間のビタミンCの血中濃度は、一〜二mg／dℓ程度。経口でビタミンCを摂取した場合、体が処理できる最大量の一〇g程度を摂取しても、血中濃度は二〜三mg／dℓまでしか上がりません。

健康な人が健康維持のために必要な量のビタミンCを摂るなら、食べたり飲んだりすれば十分でしょう。しかし、がん細胞を殺すことが目的なら、口から入れていただけでは足りません。

がん患者は、体内のビタミンCの量が少ないといわれています。がん患者と健康な人にそれぞれ一五gのビタミンCを点滴し、直後の血中濃度を調べてみると、がん患者の血中濃度は二四〜二〇〇mg／dℓ、健康な人は一六〇〜二四〇mg／dℓでした。がん患者の点滴後の血中濃度は、人によって大きく差がありますが、健康な人に比べて血中濃度が上がりにくいことは明らかです。しかし、ビタミンC点滴療法を何回も重ねて受けることにより、体内のビタミンCの量が徐々に上がっていくこともわかりました。

一定以上のビタミンCを点滴投与すると、点滴後一時間くらいで、血中濃度がピークに達します。実験では、細胞培養液中のビタミンC濃度が四〇〇mg／dℓに達すれば、ほとんどのがん細胞が死滅することもわかりました。がん治療を目的とするときには、この数値を目標に点滴の量を決めていきます。

超高濃度ビタミンC点滴療法の実際

標準的ながん治療と併用する

がん治療の三本柱は、抗がん剤などの化学療法と放射線療法、そして手術です。超高濃度ビタミンC点滴療法はこれらの標準治療を否定するものではありません。またビタミンCの効力が化学療法によって消滅することはありません。

超高濃度ビタミンC点滴療法は、標準的ながん治療を受けている人が適応条件となります。しかし、標準治療ではなかなか効果が見られない、標準治療の効果を高めたい、寛解期《かんかい》（見かけ上状態が落ち着いていて治ったように見える状態）を延長させる、化学療法・放射線療法の副作用を軽減する、ＱＯＬの改善などの目的で、代替治療を受けることを希望する人も対象に行っています。

ほとんどのがんに有効

超高濃度ビタミンC点滴療法はどんながんに有効なのでしょうか。これまでに効果があったがんは、乳がん、前立腺がん、肺がん、白血病、悪性リンパ腫、肝臓がん、大腸がん、すい臓がん、卵巣がん、膀胱がん、腎臓がん、子宮がん、食道がん、胃がん、多発性骨髄腫など。ほとんどのがんに有効だということがわかりますし、すべてのがんにチャレンジする価値があると思います。

ただし、腎機能に障害がある人は、超高濃度ビタミンC点滴療法を受けることはできません。ビタミンCは酸化が早いために点滴のスピードも速く、ほかの点滴より腎臓に負荷がかかりやすいためです。

まれに、G6PD（グルコース-6-リン酸脱水素酵素）という酵素が欠損している人がいますが、その人に高濃度ビタミンCを点滴すると、急性造血発作（溶血）を生じることがあ

点滴におけるビタミンCの量の比較

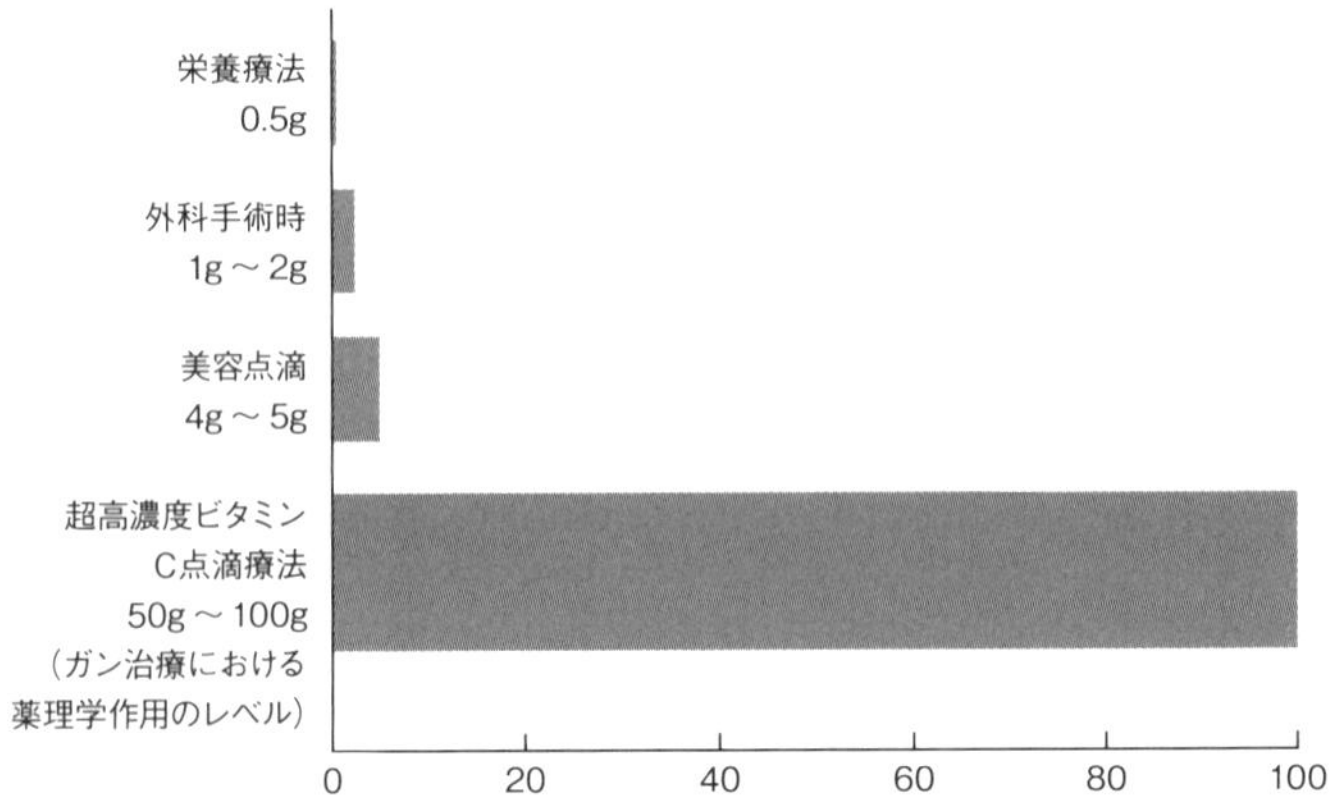

がん治療として必要なビタミンC摂取量は、健康維持のためのビタミンC補充や、アンチエイジングが目的の摂取などに比べると、格段の差があります。

ります。日本人にはめったに見られませんが、点滴の前には必ずＧ６ＰＤ活性値を測定してから、問題がないとわかったら一五ｇの点滴から始めます。その後、患者さんの様子を観察しながら、血中濃度を慎重に測定。徐々に点滴に含まれるビタミンＣの量を多くしていき、最終的には五〇～六〇ｇまで増やします。

ひと口にビタミンＣ点滴といっても、二五ｇのビタミンＣを五〇〇㎖の点滴にして行う医療施設もあれば、二五〇㎖の点滴にするところもあります。がん治療が目的で三〇ｇ～六〇ｇを一気に注入するところもあります。いずれにしても、ほかの点滴と比べて水分量が多く、体内への取り込みも早いため、腎機能に負荷がかかります。

超高濃度ビタミンC点滴療法は、保険適応ではありません。自由診療なので、治療費は高価になります。例えば、二五gのビタミンC点滴一回の料金は、八千円〜一万二千円。投与量が多いほど効果は高くなりますが、継続して受けるのには決して安い金額でないのは事実です。

ビタミンC点滴療法の基本的なプロトコル（手順）

今世界で行われている超高濃度ビタミンC点滴療法の基本的なプロトコル（手順）を確立したのは、アメリカのカンザス州にある国際人間機能改造センター（The Center For The Improvement of Human Functioning U.S.A.）（二〇一〇年九月にリオルダン・クリニックに改称）です。

リオルダン・クリニックは、ビタミンCに否定的な意見が多かった時代にも、ビタミンCの点滴治療を精力的に行ってきたH・リオルダン博士が創設した施設です。三十七年あまり、がんに対するビタミンC点滴療法の研究を続け、臨床経験を重ねてきました。そして、十四年前から超高濃度ビタミンC点滴療法が行われています。

現在の所長であるロナルド・ハニハイキ医師によれば、ビタミンC点滴療法の実績件数

国際的に認められている超高濃度ビタミンC点滴療法の手順

●手順

ビタミンC15gの点滴から始める。

▼

徐々に点滴に含まれるビタミンCを増やしていき、
最終的には50〜60gまで増やす。

※最初の6カ月は週2回、次の6カ月は週1回、2年目以降は月2回、それ以降は月1回の頻度で行うのが一般的。

●効果
- がんの痛みが和らぐ。
- 食欲がわく。
- 体力が回復する。
- 腫瘍が縮小する。
- 抗がん剤治療と併用すると、抗がん剤の副作用が弱まって効果が高まる。

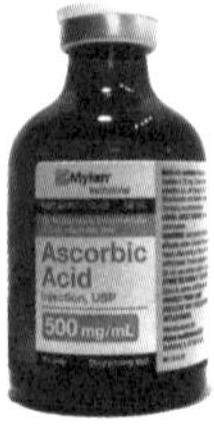

超高濃度の点滴用ビタミンC

※この手順は「リオルダン・プロトコル」で、米国のリオルダン博士のつくった治療プログラムです。日本では点滴治療法研究会に所属するクリニックで実施しています。

は、年間三千件にもおよぶといいます。患者はほかの施設で通常のがん治療を受けながら、ここでビタミンC点滴療法を受けています。ビタミンCが抗がん剤による免疫力の低下や痛みなどの副作用を和らげることも証明されています。

一回の点滴にかかる時間は、六十分〜九十分。はじめの六カ月間は週一〜二回、開始二年目になると、月に二回。病状や経済状態を考慮して、回数や量を患者さんと決めていきます。

日本でも今、点滴療法を行うクリニックが増えていますが、特にがん治療としてビタミンC点滴療法を受ける場合は、がん治療のプロトコル（手順）が実践されているかどうかを確認した上で受けることが大事です。

その判断の目安となるのが、国際的に認められている「リオルダン・プロトコル」（リオルダン博士のつくった治療プログラム）です。日本では、点滴療法研究会に所属するクリニックがその条件を満たしています。

例えば、点滴療法に使用するビタミンCは、大量投与するために添加物のないものを使います。国産のビタミンCは、薬事法上、微量の防腐剤が含まれているため、日本製で超高濃度ビタミンC点滴を行おうとすると、それは〝高濃度防腐剤点滴〟にもなってしまいます。ですから日本製のものは使えません。点滴療法研究会に加盟するクリニックでは、防腐剤の含まれない輸入品を使っています。

そのほか事前の検査や治療の手順、ビタミンCの投与量など、定められた最新の治療プロトコルを実践できるクリニックで受けることをお勧めします。

※点滴療法研究会に所属して超高濃度ビタミンC点滴療法を行っている医療施設は巻末ページに掲載しているので参考にしてください。（二〇一三年五月現在）

超高濃度ビタミンC点滴療法の効用

がん治療として超高濃度ビタミンC点滴療法を受けた人の、六〇～七〇％が、なんらかの効果が得られているというリオルダン・クリニックの報告があります。

腫瘍が消えてしまったという人もいますが、そのような奇跡的な結果だけでなく、がんの痛みが和らいだ、食欲がわいて体力が回復したなど、患者さんのＱＯＬを高めているのは間違いありません。

点滴療法研究会が百四十五の医療施設とともに行った研究「超高濃度ビタミンC点滴療法のがん患者ＱＯＬ（生活の質）に関する前向き調査」によると、ビタミンC点滴療法ががん患者のＱＯＬを改善することが明らかになりました。

この調査では、超高濃度ビタミンC点滴療法を行う前と、三週間後、四週間後に、それぞれ生活の質がどう変わったかを聞き取っています。対象となった患者は男性三十四人、女性二十八人（平均年齢は六十一歳）。肺がん、乳がん、胃がんほか、がんの種類はさまざまですが、点滴前に感じていた疲れやすい、痛い、食欲がないなどのすべての自覚症状が改善されたことがわかりました。主治医から見たがん患者の印象も、点滴療法を始めてから四週

超高濃度ビタミンCは理想の化学療法剤

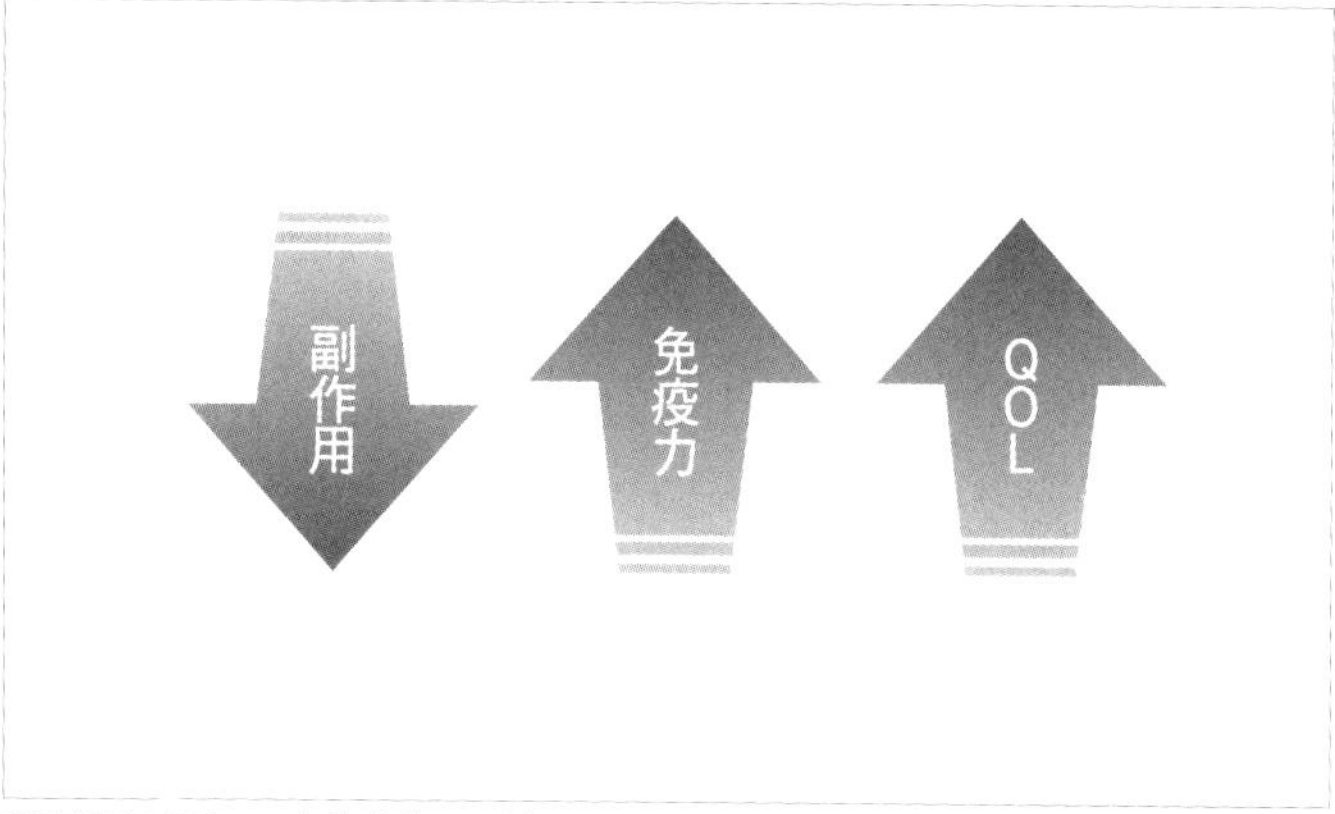

超高濃度ビタミンC点滴療法は、抗がん剤や放射線治療の副作用を軽減し、自らの体力や免疫力をアップ、そして患者さんのQOLを向上します。

間後には、「非常に良くなった」「かなり良くなった」「少し良くなった」を合わせると、六〇％にのぼりました。

抗がん剤や放射線治療の副作用が軽減するのは明らかです。さらに手術を受ける前に、体力をつけるための超高濃度ビタミンC点滴療法は勧めたい方法です。

アメリカでは超高濃度ビタミンC点滴療法の研究効果について、さらに研究が進められ、糖尿病やC型肝炎、インフルエンザ、エイズなどの感染症にも有効性が認められています。副作用はほとんど報告されていません。

とはいえ、超高濃度ビタミンC点滴療法は、あらゆるがんを消してしまうような魔法の治療法ではありません。抗がん

超高濃度ビタミンC点滴療法の効用

①がん治療としての期待

臨床研究は進行中だが、超高濃度ビタミンCがかん細胞を
選択的に攻撃するメカニズムは解明されている。

②副作用が少ない

正常な細胞にダメージを与えないので重篤な副作用が少なく、
生活の質を低下させにくい。

③抗がん剤や放射線療法と併用できる

標準的ながん治療を妨げることなく、むしろそれらの副作用を軽減したり、
生活の質を改善する可能性が高い。
ただし使用している薬によっては併用できない例もあるので、医師への確認が必要。

④食事や運動の制限が少ない

特別な病気の合併などで制限を受けていない限り、食事や運動の自由度は高い。

超高濃度ビタミンC投与とがん患者の生存日数

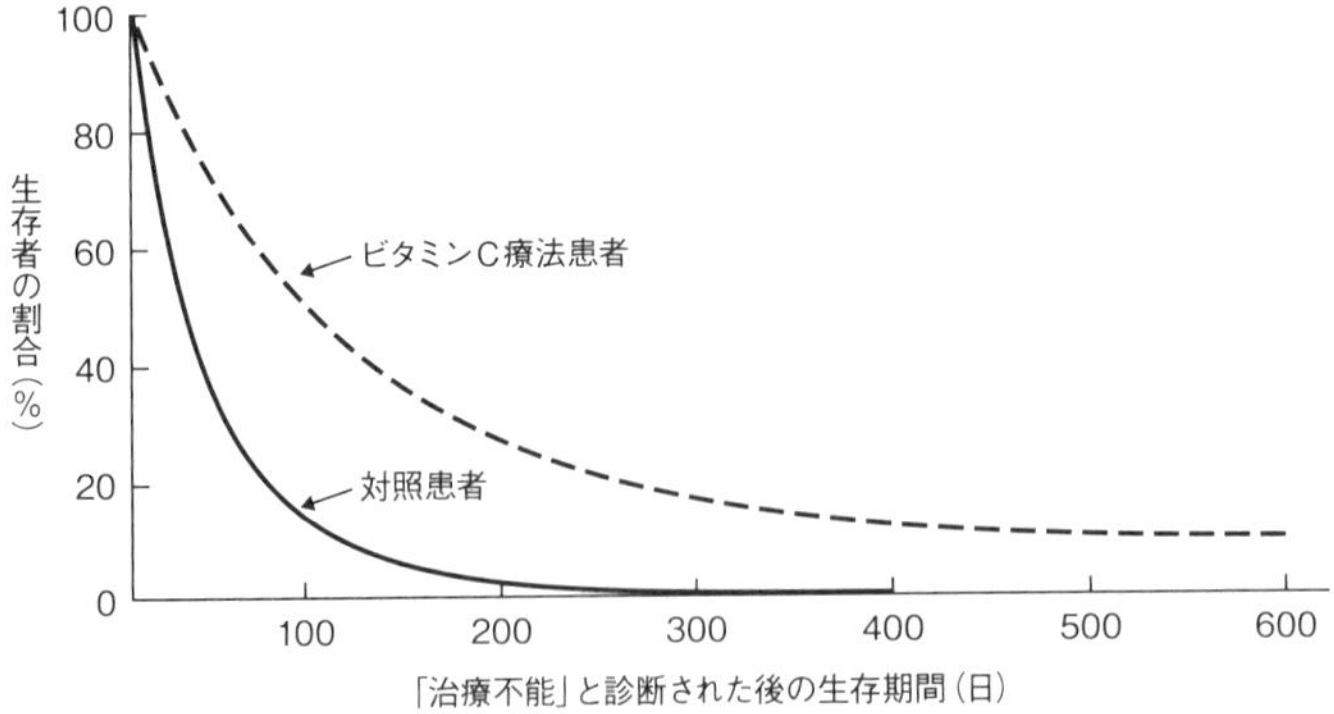

リオルダン・クリニック(米国)の調査によると、超高濃度ビタミンC点滴療法を受けた患者さんと、従来のがん治療のみを受けている患者さんとでは、生存日数に明らかな差が見られます。

剤や放射線治療に替わるものでもありません。標準的ながんの治療を受けた上で、併用すると一段と大きな効力を発揮することがわかっています。

がん治療としての超高濃度ビタミンC大量点滴療法の特徴は、大きく分けて三つあります。一つは、がん細胞を選択的に死滅させ、正常細胞にはダメージを与えません。二つめは、つらい副作用はほとんどなく、抗がん剤や放射線治療による副作用を軽減する可能性があります。三つめは、末期のがん患者に対しても、栄養状態や全身状態の改善、ＱＯＬの改善が期待できます。

それればかりか従来のがん治療の効果を高め、副作用や合併症を減らし、全身状態や栄養状態を高めることも確かです。さらには、病気に苦しむ方たちの精神状態を安定させるともいわれています。

ビタミンCによる治療は、代替療法の一つです。代替療法の多くは、標準的な治療法に比べて、その効果に科学的な根拠に乏しいという問題点があります。しかし、超高濃度ビタミンC点滴療法は、代替療法の科学的裏付けを重要視するアメリカ国立衛生研究所や、国立がん研究所などのグループにより、がん細胞を死滅させるメカニズムや治療の安全性について、すでに著明な医学雑誌に論文として報告されています。

もし、医師ががんになったらどんな治療法を選ぶか

二〇一一年に二百二十二名の医師・歯科医師を対象に行った調査があります（点滴療法研究会マスターズクラブ会員、およびその知り合いの医師・歯科医師を対象にホームページの調査フォームにて実施）。

「あなた自身ががんになって抗がん剤治療を選択するとしたら、そのときに重要視するのは何か」という質問に対して、「副作用の程度」七八％、「奏功率（その化学療法が効を奏す確率）」六四％、「延命期間」六一％、「完治するかどうか」四六％、「主治医との信頼関係」二七％と続きます。

「抗がん剤治療しか方法がない場合、その治療を受けますか？」という問いには、「受ける」「おそらく受ける」が合わせて六二％、「おそらく受けない」「受けない」は三八％でした。

標準治療を受ける、受けないにかかわらず、「標準治療以外の治療を受けるかどうか」という問いに対しては、九二％が、「受ける」「おそらく受ける」でした。

そのとき受けたい標準治療以外の治療は何かという問いに対しては、**超高濃度ビタミン**

医師・歯科医師ががんになったら受けたい標準治療以外の治療法

順位	治療法	%
1	超高濃度ビタミンC点滴療法	79 %
2	免疫療法 *	51 %
3	栄養サプリメント療法	46 %
4	温熱療法	44 %
5	漢方・東洋医学	39 %
6	栄養療法 **	31 %
7	低用量ナルトレキソン (LDN) 療法	29 %
8	アルファリポ酸点滴療法	28 %
9	緩和ケア	25 %
10	遺伝子治療	22 %

*NK細胞、ワクチン、樹状細胞療法、Tcell療法、免疫強化療法
**有機食品、ゲルソン療法、etc
※点滴療法研究会がマスターズクラブ会員、およびその知り合いの医師・歯科医師 222 名を対象にホームページの調査フォームにて実施（2011 年・複数回答あり）

C点滴療法が七九％と断然トップでした。その次に、免疫療法五一％、栄養サプリメント療法四六％、温熱療法四四％、漢方・東洋医学三九％と続きます。**もし、がん治療を専門としてきた医師ががんになってしまったら、標準的な治療に加え、ビタミンCの大量点滴療法を選ぶだろうということがわかりました。**

実際に、自分自身のがんがわかった医師が、抗がん剤などの化学療法を拒否し、入院せずに、最期の最期まで医師として患者さんに向っていたという例をいくつも知っています。抗がん剤のつらさ、医師としての仕事も全うできない悔しさを知っているからでしょう。

がんの専門医は、がん患者に治療とし

ての化学療法を提案するとき、「化学療法を受けない」選択肢も提示すべきではないでしょうか。同時に超高濃度ビタミンC点滴療法や免疫療法などの治療法についても提示すべきだと思います。

がんも一つの遺伝子に組み込まれた寿命だと考えると、寿命を全うするまでの期間をどうやって過ごすかが大事な選択になるでしょう。ベッドに縛り付けられた状態で抗がん剤を使って余命を二カ月、三カ月延ばすことでいいのか。痛みやつらさを取り除き、免疫力をつけて、残された時間を自分らしく生きるかを自分自身で選ぶしかないと思います。

日本での超高濃度ビタミンC点滴療法は二〇〇六年から

日本において、超高濃度ビタミンC点滴療法を広げた功労者が柳澤厚生博士です。それまでにも民間療法としてビタミンCを使っていた医師はいました。しかし、データに基づいて整理しまとめたのは柳澤博士です。

柳澤博士が超高濃度ビタミンC点滴療法に出会ったのは、二〇〇六年のこと。日本在住のアメリカ人のがん患者から、ビタミンCを点滴してほしいと依頼を受けたことから始まりました。柳澤博士はそれまでキレーション療法（血管内の有害物質や老廃物を除去したり、付着を防ぐキレート剤を点滴し、動脈硬化、心疾患を治療する最先端の療法）を行っていましたが、大量のビタミンCを点滴したことはなかったそうです。

全身、悪性リンパ腫に侵されていたそのがん患者は、アメリカで行われている通りのやり方でビタミンCを一回五〇g点滴してほしいというのです。そこから柳澤博士の試行錯誤と勉強が始まりました。

そのがん患者には、週一回、ビタミンC六〇gの点滴療法を始めました。そして点滴療法を開始して六カ月後に、主治医によるがんの定期健診で、その患者の腹膜、腸間膜以外の部位の悪性リンパ腫が消えていることが判明したのです。このことがきっかけで、柳澤博士は、日本でもビタミンC点滴療法を普及させなくてはならないと強く思ったそうです。

欧米では科学的に根拠のあるさまざまな点滴療法が、代替統合医療・アンチエイジング医療の現場で行われています。アメリカにわたって超高濃度ビタミンC点滴療法の研修を受けた柳澤博士は、早速「点滴療法研究会」を設立しました。この研究会は、最新のエビデンスに基づいた点滴療法を提供する医師・歯科医師を会員とするグループです。

残念ながら日本の大多数のがん専門医は、栄養療法そのものを治療の一環として認めていません。ビタミンCの点滴療法を受けたいと思う患者さんは、主治医には内緒で相談に来る方がほとんどです。だからセカンドオピニオンのように、紹介状や、カルテや検査データなどをもらうことは困難です。

でも、大丈夫です。今はどこの病院でも、治療方針についてのインフォームド・コンセントをとります。病名やステージ、病態は全て隠さず、患者さんと家族に説明をしています。そのとき、「病状の説明を聞きました」「今後の治療方針に同意します」という書類にサインをします。

治療のための点滴療法を受けるときには、その書類の控えを持参すれば、それで十分です。だいたいのことは、それでわかります。

西洋医学の医師は、がん細胞をいかに切除するか、いかに退治するかを考えます。もちろん正常細胞を傷つけないでがん細胞だけを消したいのですが、だからといって、正常な細胞を守るために栄養療法を取り入れるようなことは、たいていの医師はしていません。少々のビタミン剤を処方したり、ビタミンCを二gくらいを点滴投与するドクターはいるかもしれませんが、それが現実なのです。

第3章

超高濃度ビタミンC点滴療法の実際

初めての患者さんは初期の胃がん、五年後の今でも月に一度点滴に通院

点滴療法研究会会長の柳澤厚生博士は、私の先輩であり、恩師でもあります。もともとは循環器が専門ですが、先生のお父様が「柳澤クロロフィル研究所」を開設していたこともあり、栄養療法にも興味を持っておられました。柳澤博士のところに悪性リンパ腫の患者さんが来て、ビタミンCの点滴療法を初めて行ったころのことです。

「この療法は、副作用の心配は全くないし、がんの患者さんがどんどん調子が良くなったり、治っていくから君もやってみたらいい」と、柳澤博士に勧められたのが、二〇〇七年六月ごろだったと思います。

それまで私はビタミンCのことは全く知りませんでした。普通の内科医として、主に生活習慣病の治療を行っていました。それでも大学病院にいたときは、血液内科の先生と一緒に白血病や消化器がんを診ていましたし、そのあと東京の赤坂見附にある前田病院でも末期がんで苦しんでいる方たちをたくさん診てきました。

副作用がなくて、患者さんのＱＯＬが改善されるのなら、この治療をやってみてもいい

なと思うようになったのです。

二〇〇七年十月、柳澤博士から紹介された、当時四十四歳の新潟の男性が、私の超高濃度ビタミンC点滴療法の第一号の患者さんとなりました。

早期の胃がん患者さんで、抗がん剤の治療を受けながら、超高濃度ビタミンC点滴をしたおかげで副作用のつらさが全くなかったようです。週に二回、六〇gの点滴から始めました。五年経過して、五十歳になった今も、彼は非常に元気です。その後の検査でも、切除したところにもその他の部位にもがん細胞は見つからず、すっかり治癒したということになります。

今でも月に一度通院してこられて、健康維持のために一回六〇gのビタミンC点滴を行っています。さらに、ビタミンCのサプリメントも飲んだり、食生活にも気をつけているようです。

私のクリニックのホームページに〝超高濃度ビタミンC点滴療法を行っています〟と載せるようになってから、インターネットで検索して訪ねてこられる方が多くなりました。がん仲間というか、患者さん同士のクチコミで相談にみえる方もいます。

二〇〇七年十月から二〇一三年三月までに行った超高濃度ビタミンC点滴療法は、百四十八例(悪性腫瘍百十三例、そのほか三十五例)。悪性腫瘍のうち、原発した部位で多かったのは、大腸、肺、すい臓、乳房の順です。

もう治療の方法がない、手立てがないので「このあとはホスピスで痛みの緩和をしてもらってください」と言われて、何か治療法はないかと探して来られる方がとても多いのです。しかし、打つ手がないと医師からさじを投げられた方でも、超高濃度ビタミンCの点滴療法を行うことで前向きになることができる、生きる喜びが生まれ、余命半年と言われた方が二年生きることができた……そういう例はたくさんあります。

抗がん剤治療は、必ずといっていいほどつらい副作用が出ます。特に最新の治療薬である分子標的薬を使うと、皮膚の湿疹やただれが強く出てきます。でも、超高濃度ビタミンCの点滴を併用すると、痛みやかゆみが軽減するのです。そればかりか、抗がん剤の効果がアップするのも明らかです。

多発性骨髄腫、十九歳の男性

私の患者さんの中で一番若い方が十九歳の男性でした。病的骨折（何らかの疾病が原因で起こる骨折のこと）で新潟大学付属病院の整形外科を受診し、多発性骨髄腫が見つかりました。大学病院からの紹介は非常に珍しいのですが、ここの整形外科の医師は栄養療法に理解があり、紹介してくださったのです。

この患者さんは二〇〇九年四月から週に二回、六〇gのビタミンCの点滴を受けながら抗がん剤の治療も行いました。結局二年くらいで亡くなったのですが、あとでお母さんが電話をかけてきてくださいました。「ビタミンCの点滴治療で肉体的な苦しみから解放されただけでなく、治療を受けに通う場所があるということで、残された時間を前向きに過ごすことができました」と言われました。

超高濃度のビタミンC点滴療法で、がんが治ってしまうわけではありません。がんの標準治療を否定するわけでもありません。私は「ビタミンCだけに頼らないでください」といつも患者さんには言っています。標準治療では、どの方法も手立てはないと宣告されたときでも、超高濃度ビタミンC点滴療法は自信を持って勧めることができる治療法です。

若い人のがんが見つかったときは、すでにいろいろなところに転移をしていてステージが進んでいる場合が多いのです。末期の状態になってから超高濃度ビタミンC点滴療法にたどり着いて、点滴をする人がほとんどですが、もし初期の段階で超高濃度ビタミンCの点滴をしていれば、がんが進行する速度をゆっくりにすることができると思います。

超高濃度ビタミンC点滴療法と併用してがん治療を行うことによって、抗がん剤の作用も増強させることができるのです。特に免疫療法とともに超高濃度ビタミンC点滴療法を行えば、腫瘍マーカー（がん細胞があるかどうかを調べる基準値）が下がるのは明らかです。がんといわれた最初の段階から、治療の選択肢の中に入れておいてほしいと、つくづく思います。

すでに転移が見つかっていた若い人の二例

子宮頸《けい》がん

二〇〇九年春、不正出血で婦人科を受診した三十二歳の女性は、婦人科病棟の看護師さんでした。膣炎と言われて三カ月間治療していましたが、一向に症状が改善しないので、大きな病院で検査を受けて、子宮頸がんと診断されました。同年十月に県立がんセンターで子宮や卵巣などの広範摘出手術を受けましたが、手術後に左の坐骨や肺、脳にも転移が見つかりました。

脳腫瘍はガンマナイフ（※）で放射線をかけて治療をし、抗がん剤を使いましたが、腫瘍マーカーは上昇、二〇一一年十二月、これ以上やることはないと医師からさじを投げられてしまったのです。抗がん剤の副作用で口内炎がひどくなり、食べることもできません。おなかの大動脈の周りのリンパ節にも転移が見つかり、全身がんの状態でした。

超高濃度ビタミンC点滴療法を始めたのは、二〇一二年一月です。週二回、六〇gのビタミンC点滴を受けるために、お母さんと一緒に通ってこられました。

だんだん足のむくみがひどくなって歩けなくなり、腎ろう（尿管に連なる腎盂《じんう》にカテーテルを挿入し、体外へ尿を排泄させる方法）を作ったため動けなくなったというので、自宅にビタミンCを送りました。本人は看護師さんなので、自分で点滴を行っていました。残念ながら、彼女はその年の七月に亡くなってしまいました。

後にお母さんから電話をもらいましたが、ビタミンCの点滴に通ってくるのをとても楽しみにしていたそうです。最期まで気丈に頑張っておられました。

※ガンマナイフとは、脳病変に対する定位的放射線外科治療の装置のこと。放射線を一点に集めて、脳腫瘍や脳動静脈奇形などを治療します。健康保険の適応治療です。

後腹膜線維肉腫《こうふくまくせんいにくしゅ》

非常に珍しくて予後が悪い悪性腫瘍、後腹膜線維肉腫の四十一歳の女性も、新潟大学付属病院の整形外科の先生から紹介された患者さんです。

二〇〇九年八月、腰痛で整形外科を受診、S状結腸に発生した腫瘍を病理検査した結果、肉腫だったことが判明しました。この時点で肝臓、肺、周囲のリンパ節を含めた部位に転移があるということで、化学療法を行っていました。肝臓の治療は動脈から薬を入れる方法も取っていましたが、腫瘍はなかなか小さくなりません。腫瘍は動脈も巻き込んでいるので放射線もできないし、複数箇所に転移しているので手術もできない、手立てがない状態でした。

本来ならホスピスに入院することになるのですが、まだ小学生の子どもがいたので、なんとかしたいと二〇一〇年一月から週二回、六〇gの超高濃度ビタミンC点滴を行うために通ってこられました。

来院は、二〇一一年の四月が最後になりましたが、一年間頑張ったのですね。最新の治療薬である標的分子薬を使ったりして、かなり積極的に治療をしていました。超高濃度ビタミンCの点滴の効果で、痛みやつらさが和らぎ、子ども達と一緒のときを穏やかに過ごせたのだと思います。

宣告された余命より長く生きる

胃がん

元看護師の七十一歳の女性。居宅老人介護を行うNPO法人を立ち上げて、お年寄りの介護サービスの仕事をしていた方です。二〇〇八年、胃の調子が悪いというので近くの消化器内科を受診、内視鏡検査の結果、胃がんが見つかりました。その時点で腹膜にも転移しており、ステージ四、余命半年～一年と宣告されていました。

胃の全摘手術を受け、抗がん剤治療も行いました。その方は本当に前向きで、一回六〇gの超高濃度ビタミンC点滴を月に二回打ちながら、介護の現場から離れることなく頑張り続けていました。

残念なことに二〇一三年三月に亡くなってしまいましたが、あと一カ月で発症から五年経過したことになります。二年前、一度、がんの主治医も驚く程改善し、腫瘍マーカーも正常値になったのですが、再発してしまいました。最後の二年間はビタミンCだけの治療でした。亡くなる二週間前に本人からの電話がありましたが、自分の体調のことではなく仕事の相談でした。七十五歳、最期まで自分の仕事を全うされた方でした。

大腸がん

二〇一一年三月、人間ドックで肝臓に腫瘍が見つかった五十五歳の男性。検査の結果、原発は大腸がんだったことがわかり、同年六月、新潟のがんセンターで大腸の手術を行いました。抗がん剤治療を行ったあと、二〇一二年四月から超高濃度ビタミンC点滴療法を始めました。六〇gで週二回、しかし血中濃度がなかなか上がらず七五gに増やして続けました。

その後、肺、横隔膜の上下などに転移が見つかり（ステージ四）、抗がん剤を投与しつつ超高濃度ビタミンC点滴も続けていました。余命半年と言われて、精神的にだいぶ落ち込んでいたそうですが、自分で車を運転して点滴を受けに通ってくるのが、一つの生きる希望になったようです。残念ながら肺の症状がひどくなり、八月に入院、呼吸不全で亡くなりました。

もっと早い段階で、がんが見つかったときから超高濃度ビタミンCの点滴療法を行っていたら、と残念で仕方がありません。

現在、超高濃度ビタミンC点滴療法を受けたいと相談に見える方は、ほとんどが末期がんの方です。超高濃度ビタミンCが、もう手立てがないと言われた人の最期を支える、末期がん患者の精神面やＱＯＬを上げるサポートになってしまっていますが、初期の段階から超高濃度ビタミンC点滴療法を行っていれば、予後が改善する効果は高まる可能性があります。

がんは酸化ストレスも原因の一つと考えられています。もしがん細胞が生まれてしまっても、その細胞が育つ前に免疫細胞であるＮＫ細胞がやっつけてくれればいいのですが、酸化ストレスが強過ぎるとNK細胞の力がなくなり、免疫力が上がりません。

健康維持、アンチエイジングとしてもビタミンCの使い方もありますが、がんとわかった時点で超高濃度ビタミンCを使えば、その人の持っている免疫力を上げることができるのです。**がん細胞発生の初期の段階のビタミンC大量投与が鍵になります。**


多くの疾病と同じように、がんも早期発見が大事だと言われています。しかし、早期に発見できたとしても、抗がん剤などを使用できる段階まで、「様子を見ましょう」と言われてしまうのが一般的です。

例えば、前立腺がん。生検でがん細胞が見つかっても、腫瘍マーカーは高くならないから、「半年後にいらっしゃい」と言われるケースが多いと思います。前立腺がんは、手術療法とホルモン療法、ともに予後は同じということで経過を見ることが多いのですが、その時期にビタミンCを大量に投与すると、明らかに腫瘍マーカーが下がります。

がんが暴れる前にビタミンCを投与すれば悪化しないし、転移のリスクも減らせます。

よく早期発見・早期治療と言いますが、せっかく早期発見しても、治療を始めなければ意味がないと思います。

がんが発生しやすい、育ちやすい素地をつくらない、体の中の環境を整えてあげるのが、ビタミンCを含めたサプリメントや食生活の改善を指導する栄養療法（オーソモレキュラー医学）です。これこそ、真の意味での初期治療だと思います。

免疫細胞療法との併用が有効だった例

甲状腺がん

二〇〇五年七月、声がかれて首に腫瘍があるというので総合病院を受診した六十歳の男性。甲状腺がんと診断され、すぐに甲状腺の全摘手術を行いました。このときすでに肺、気管支、肝臓、腎臓《じんぞう》に転移があり、放射線で気管の腫瘍は縮小しました。

二〇〇九年二月からNK細胞療法を施行しました。サイログロブリン値（Tg－ECLIA）が四万六千、同年の十月には七万に、翌年一月には七万八千まで上昇したため、ビタミンC点滴療法を希望されて来院されました。

二〇一〇年二月から週二回、一五gの点滴から始めて、三〇g、四五g、六〇gと増量していきました。サイログロブリン値も下がってきて、安定していたのですが、五月になると頭の皮膚におできができて、どんどん大きくなっていきました。がん細胞が皮膚に転移したのです。

ビタミンCを一回七五gに増やしましたが、十一月、サイログロブリン値が一万三千まで上昇、頭皮の腫瘍も増大してしまいました。

二〇一一年十二月、当院でBAK療法（免疫細胞療法のひとつで正常細胞以外の細胞をやっつける）を開始しました。超高濃度ビタミンC点滴との併用で、腫瘍マーカーもどんどん下がってきました。

現在も、ビタミンCの点滴に通ってこられています。超高濃度ビタミンCが免疫療法の効果を後押ししていると思われます。

メモ

■BAK（生物製剤活性化キラー）療法

今までの免疫細胞療法は、がん細胞の「HLA―1」・「がん抗原」と呼ばれる二つの目印を同時に認識し攻撃していました。しかし、がん細胞は進行するにつれて、約七〇％が一つの目印（HLA―1）を隠してしまい、計算上では約三〇％程度しかがん細胞を認識できなくなります。がんが進行して認識できないがん細胞が増加した場合、治療効果が極端に低下していました。

免疫細胞BAK療法では、正常細胞を認識して、それ以外の異常な細胞、がん細胞を攻撃します。また、培養する免疫細胞が百億個と圧倒的に数が多いのと、特許技術である強力活性化により極めて高い有効率（七六％）になります。

メモ

■樹状細胞がんワクチン療法

人間の持っている免疫力でがん細胞を攻撃する免疫療法の一つ。樹状細胞ががん細胞の存在をT細胞に教え、T細胞がキラーT細胞となってがん細胞を攻撃します。一般的な方法は、ガンの目印となる薬剤を注射して、体内で起きる樹状細胞の免疫反応を利用していました。

樹状細胞がんワクチン療法は、体外で樹状細胞をたくさん培養し、がん細胞の目印を覚えさせてから体内に戻し、がん細胞を攻撃する最新の免疫療法です。治療が終わると免疫力がついて、さらにメモリーT細胞という免疫細胞にがんを攻撃するしくみが残るため、再発したとき、最初の攻撃が不十分な場合に再びがんに攻撃を仕掛けるワクチンとしての効果も期待できます。

※サイログロブリン（Tg）とは、甲状腺濾胞細胞内に貯蔵されている糖たんぱくのこと。甲状腺疾患を判断する有用なマーカーです。血中濃度が高い場合は甲状腺からも漏れ出している可能性があり、炎症や腫瘍、甲状腺ホルモン不足などが疑われます。

尋常性乾癬が超高濃度ビタミンC点滴で治った（64歳男性の症例）

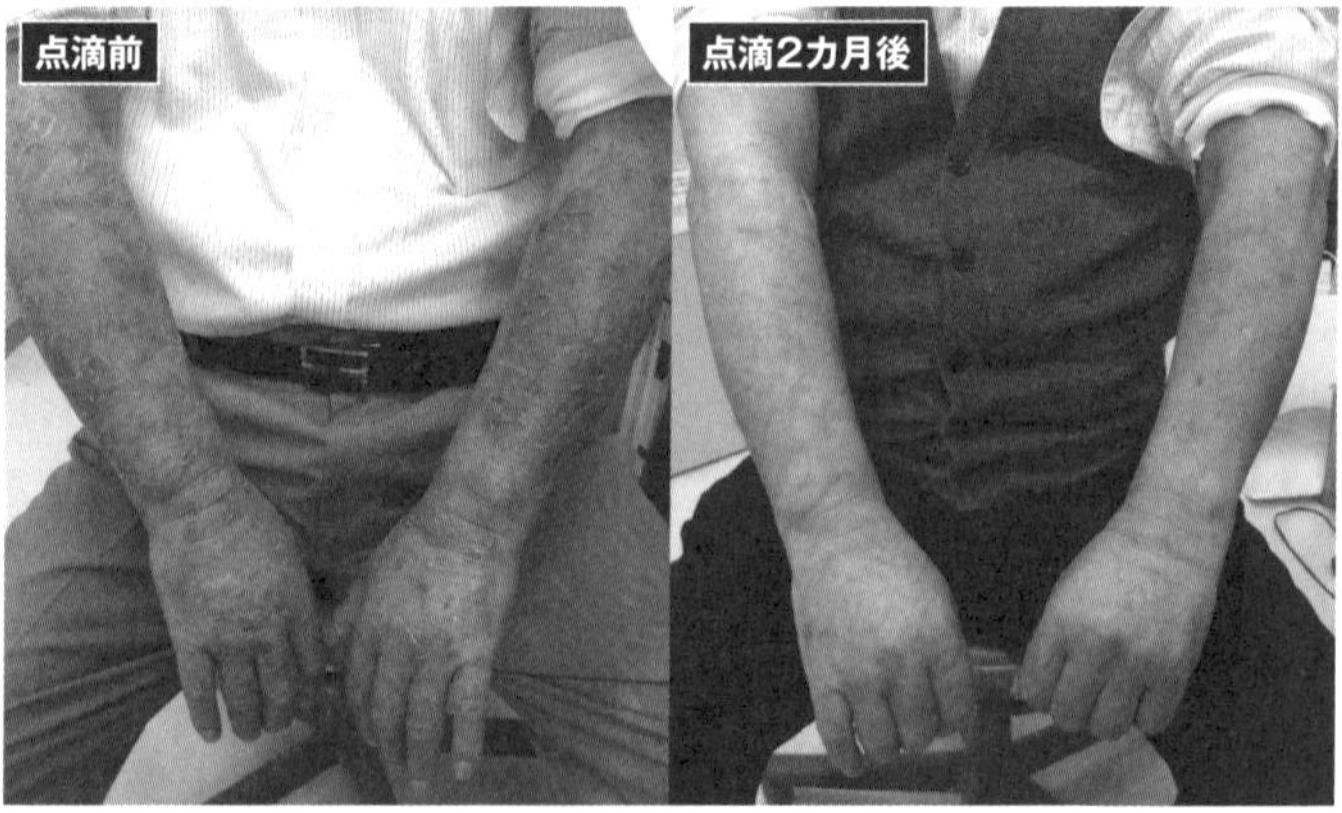

2011年来院したときの「尋常性乾癬」の状態（左）。超高濃度ビタミンC点滴療法を始めて2カ月後には肌の赤みが取れています（右）。

良性疾患で改善した例

尋常性乾癬《じんじょうせいかんせん》

全身の皮膚が赤くただれ、痒《かゆ》みも強かった六十四歳男性。一九八七年に、尋常性乾癬と診断されていて、総合病院で治療を続けてきました。ステロイドの外用薬を使ったり、ワセリンを塗ったり、抗ヒスタミン薬を使ったりしても改善しませんでした。

二〇一一年八月、ある整体師さんからの紹介でビタミンCの点滴療法を希望され受診してきました。

一日に二十本もタバコを吸っていたので、酸化ストレスのない体内環境を作るためにまず禁煙治療を行い、同時に超高濃度ビタミンCの点滴を週一回、三〇gから始めました。

二カ月後、ビタミンCを六〇gに増やし、同年の十月ごろには徐々に皮膚の赤みが取れてきました。十一月には禁煙治療を終了、まだ痒みが残っていたので、抗アレルギー薬の飲み薬を処方しました。冬場の乾燥時期に赤みが出たこともありましたが、二〇一二年二月、皮膚の状態は完全に改善、治療としての超高濃度ビタミンC点滴療法を終了しました。その後、ひどくなったとの連絡はありません。

酸化ストレスのために傷んだ細胞を、ビタミンCが修復します。ビタミンCはコラーゲンを作る働きがありますから、ハリがよくなったり、美白になったり、皮膚には一番先に効果が出てきます。

超高濃度ビタミンC点滴療法の症例

患者さん体験談 1

胃がんの手術前から点滴開始 五年経過で根治

上田 彰さん（五十歳） 日本語学校経営

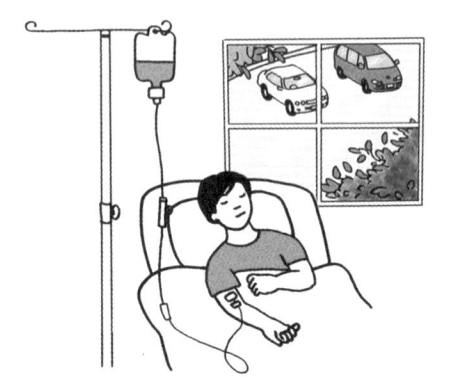

キリキリと胃が痛くてたまらないので、近所のクリニックを受診しました。軽い気持ちで胃カメラをのんだのですが、画面を見る医師の表情がこわばってくるのがわかるのです。「悪い病気か！」、緊張しました。その場でははっきり言われなかったのですが、紹介状を書いてくれた先が、県立がんセンター新潟病院でしたから、「末期がんなのかもしれない」「もうおしまいだ」と最悪の事態を考えてしまいました。自覚症状が出てきた胃がんは、すでに随分進行している段階だと聞いていたからです。

がんセンターの専門医の見立てでは、ステージ二、あるいは三の胃がんということでした。手術で切り取ることになりましたが、がんの患者って多いのですね。私の手術の順番まで、一カ月半〜二カ月は待たないといけません。そのあいだに、できるだけたくさんの情報を集めて、がん治療にいいといわれていることは全て試そうと思いました。

私は外国人の知り合いがたくさんいます。アメリカでは、がん治療として高濃度ビタミンC点滴療法がごく一般的に行われているそうです。「まずビタミンCの点滴を受けなさい」と、友人たちが勧めてくれました。抗がん剤や放射線の治療には強い副作用があるのが普通だけれど、ビタミンCがそのつらさを軽くするというのです。

超高濃度ビタミンC点滴療法についてインターネットで調べたところ、日本での第一人者は柳澤厚生先生で、鎌倉で診療をされていると知り、すぐに予約を入れました。週に二回、新潟から鎌倉まで何回通ったでしょうか。手術後の体で新幹線に乗って通うのは難しいと思い、柳澤先生に相談したのです。先生はその場で、新潟でビタミンCの点滴療法を行う施設に電話をいれてくださいました。それが三条市の水野先生でした。

手術で切除した胃は三分の二。切ってみると、ラッキーなことにがんはステージ一だったことがわかりました。最初の強烈な胃痛は、胃潰瘍のためだったそうです。胃潰瘍がなかったら、これほど早期のがんを見つけることはできなかったでしょう。なにが幸いするかわかりません。

手術後は月に二回、水野先生のところに車で通っています。毎回点滴に要する時間は約一時間半、ベッドに横になっています。点滴中に若干のどが乾きます。また、大量の点滴を受けたあとに少し便がゆるくなることもありますが、帰り道、疲れが取れて体が軽くなった感じがする以外は、特に大きな変化はありません。それでも、ビタミンCが私の細胞にどう届いているのかを思い浮かべながら、ビタミンCの点滴を続けてきました。

つい先日、がんセンターで手術後五年経過の定期検査を受けてきました。がんは全身どこにも転移も再発もなく、無罪放免。「根治しました」というお墨付きをもらうことができたのです。ひとまずほっとしましたが、すっかり治ったとはいえ、がんはまたいつ再発してくるかわかりません。私はこれからも、健康維持のために月に一回、ビタミンCの点滴を続けていこうと思っています。

患者さん体験談 2
ステージ四の悪性リンパ腫が目下、寛解状態を維持

松野永一さん（三十五歳）　会社員

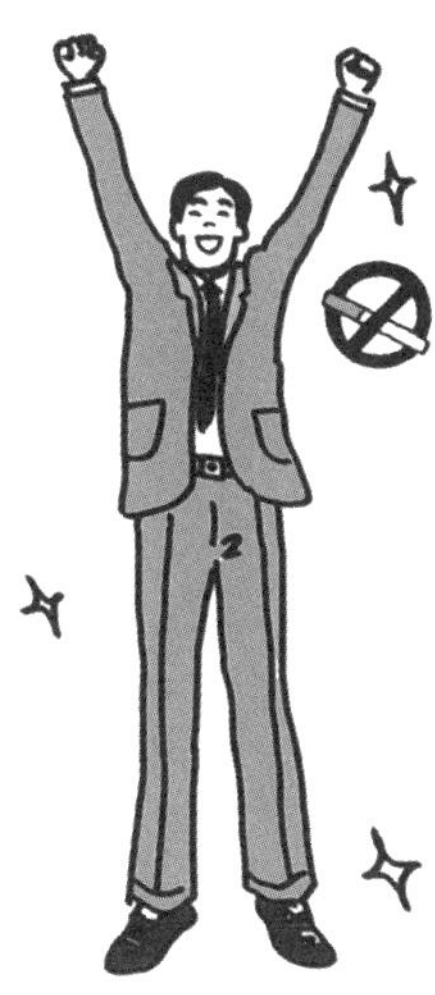

二〇〇七年、夏の終わりごろだったでしょうか。かわいた咳が止まらずに近所の内科を受診して、首の左側に小さなしこりがあるのがわかりました。それまで全く気付かなかったのですが、リンパ節の腫瘍でした。その当時は三十歳でした。そのしこりがだんだん大きくなってきたので、二〇〇九年二月、新潟市内の総合病院を受診しました。そこで脇の下や右鼠径《そけい》部、腹部大動脈周囲のリンパ節にも腫瘍が見つかり、生検の結果、悪性リンパ腫と診断されました。しかもステージ四、下の子はまだ一歳になるかならないかのころです。

すぐに新潟県立がんセンターを紹介されて、その年の四月から治療を開始しました。「R-CHOP療法」という化学療法で、悪性リンパ腫によく用いられる方法だそうです。まず分子標的薬を点滴したあとに三種類の抗がん剤を点滴と静脈注射し、そのあとステロイド剤を服薬、抗がん剤の効果が発揮されるのを見届けながら休薬期間を置きます。一クール三週間の治療法です。二週間入院して一週間自宅静養、これを九回繰り返して行いまし

た。そのあとも二カ月に一回、分子標的薬を点滴します。年末まで完全に休職して治療に専念し、年が明けてから仕事に復帰しました。そのあと、長岡の病院でＰＥＴ検査を行ったところ、大きな腫瘍は消えたものの、首と腹部に腫瘍の残骸が残っていると言われました。

化学療法を終えたあとも、ただじっと経過を見ていたわけではありません。がんやリンパ腫に効果があるといういろいろな治療について調べ、情報を集めました。妻の職場の同僚で、たまたま脳腫瘍で治療中の人が、高濃度ビタミンＣ点滴療法を行っているという話を聞いてきました。私自身もインターネットなどで調べましたが、この点滴療法は今までの症例の中でも特に悪性リンパ腫に効果があるということ、この点滴は水野先生のクリニックで行っていることを知りました。

新潟県三条市は、自宅から車で五〇分ほどです。早速五月から通い始めました。三〇ｇから始めて、徐々に点滴の量を増やしていき、六月からは週に一回、七五ｇの点滴を続けています。今までに二百回もの点滴を行ったことになります。今年の三月、発症から五年目の検査で体のどこにも特に異常が認められないという、お墨付きをもらいました。ＣＴに写っていたカゲも変化がありません。

私は、かなりのヘビースモーカーでした。治療中はもちろん禁煙していましたが、仕事に復帰してから再び吸うようになっていました。でも、「タバコは体を酸化させるから、がんや悪性リンパ腫に最も良くない」と水野先生からもきつく言われて、禁煙治療も行いました。今は全く吸っていません。二十歳代まではお酒もけっこう飲んでいたし、食事のバランスなんて考えたこともなかったのですが、発病してからは妻が相当気を使ってくれています。

胃がんなどの固形のガンと違い、リンパ腫は腫瘍が消えたからといっても完全に治ったとはいえないそうです。第一段階の五年はクリアしましたが、十年、二十年という長いスパンで見ていく必要があると聞きました。ビタミンCの点滴はこれからもずっと続けていくつもりです。

患者さん体験談 3

胃の全摘手術後
抗がん剤治療の代わりに

早瀬和夫さん（四十九歳） 自営業

三人の子どもがいる一家の大黒柱、やや太り気味で血圧高めという以外は、すこぶる健康だと思っていたのに……。平成二十年十二月、人間ドックのバリウム検査で異常を指摘され、総合病院で再検査をすることになりました。そして、「胃がん！」と、予想もしなかった宣告にがく然としたのです。一年前の健康診断で胃内視鏡を行ったときには、何も異常は見つからなかったのです。

すぐに手術の予約を入れましたが、一カ月半待たされ、三月に胃の全摘と脾臓の切除手術を行いました。病理検査の結果、がんは胃の筋層を超えて漿膜《しょうまく》まで達していましたが、リンパ節にまでは転移していない状態、診断は、ステージ二のスキルスがんでした。

このタイプのがんは、手術後の五年生存率七〇％、さらに抗がん剤治療を行えばそれが八〇％に上がるとのこと。医師からは抗がん剤治療を勧められましたが、強い副作用は避けられません。今のところがんはほぼ完全に切除できた、このあとどうするか……、悩みま

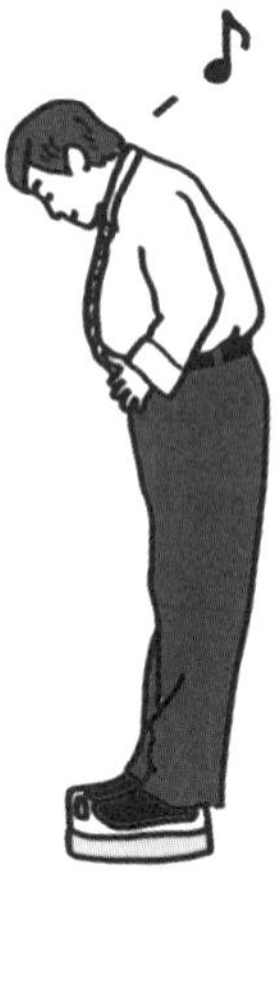

した。何人かの知り合いの医師にも相談したのですが、どの医師も「もし自分だったら抗がん剤治療は受けない」と答えるのです。抗がん剤は、それほど身体にダメージを与えるものなのでしょう。できれば抗がん剤は使いたくない、でも、それなら抗がん剤に代わる治療法はないか、いろいろな情報を集めました。

たまたま妻が病院の待合室に置いてあった医療雑誌で、「第三のがん治療　高濃度ビタミンC点滴療法」という記事を見つけてきました。すぐネットで調べて、新潟でその点滴療法を行っている水野先生のところに飛んで行きました。その年の四月のことです。

水野先生から説明を受けて、抗がん剤の代わりに超高濃度ビタミンCの点滴を受けようと決めました。はじめは週に二回、半年後からは週に一回、今年の四月まで合計二百八回の超高濃度ビタミンCの点滴を続けています。体調に特別の変化はありませんが、自宅から三条市まで真面目に通っています。天気が悪い日などに、「今日は行くのをやめようかな」とちょっとでも口にしようものなら、娘たちから即座に「ダメ、きちんと行きなさい」とハッパをかけられます。水野先生のところで一時間半から二時間、点滴を受けて体調を診てもらう、これが手術後に行っている私の唯一の治療です。

四年経過した今年の二月、CT検査でがんの再発も見られず「経過は良好」と言われました。普通、胃を全摘した人はなかなか太れないはずなのに、私の体重は増加中。「ふしぎですねえ」と首をかしげる総合病院の医師には、超高濃度ビタミンC点滴療法を受けていることは話していません。私にとって超高濃度ビタミンCの点滴は心の支えです。もし否定的なことを言われたら萎《な》えてしまうと思うからです。

八〇kgだった体重は、手術後七〇kgに落ちました。しかし、瞬《また》く間に八〇kgに戻り、今では九〇kg近くになってしまいました。それとともに血圧も高くなってきたので、目下の課題は減量です。でも食事がおいしいのです。手術直後は、さすがに少しずつしか食べられませんでしたが、今は普通の量を一日五食、ゆっくりかみ締めて味わっています。

あと一年で五年経ちます。この後も、健康維持のために超高濃度ビタミンC点滴療法だけはずっと続けていきたいと思っています。

超高濃度ビタミンC点滴療法の医療施設でのイメージ図

超高濃度ビタミンC点滴療法は、
リラックスしてベッドに横になったり、
ソファに座って読書をしたり、音楽を聞いたり、
映画を見るなどして受けられる医療施設が増えています。

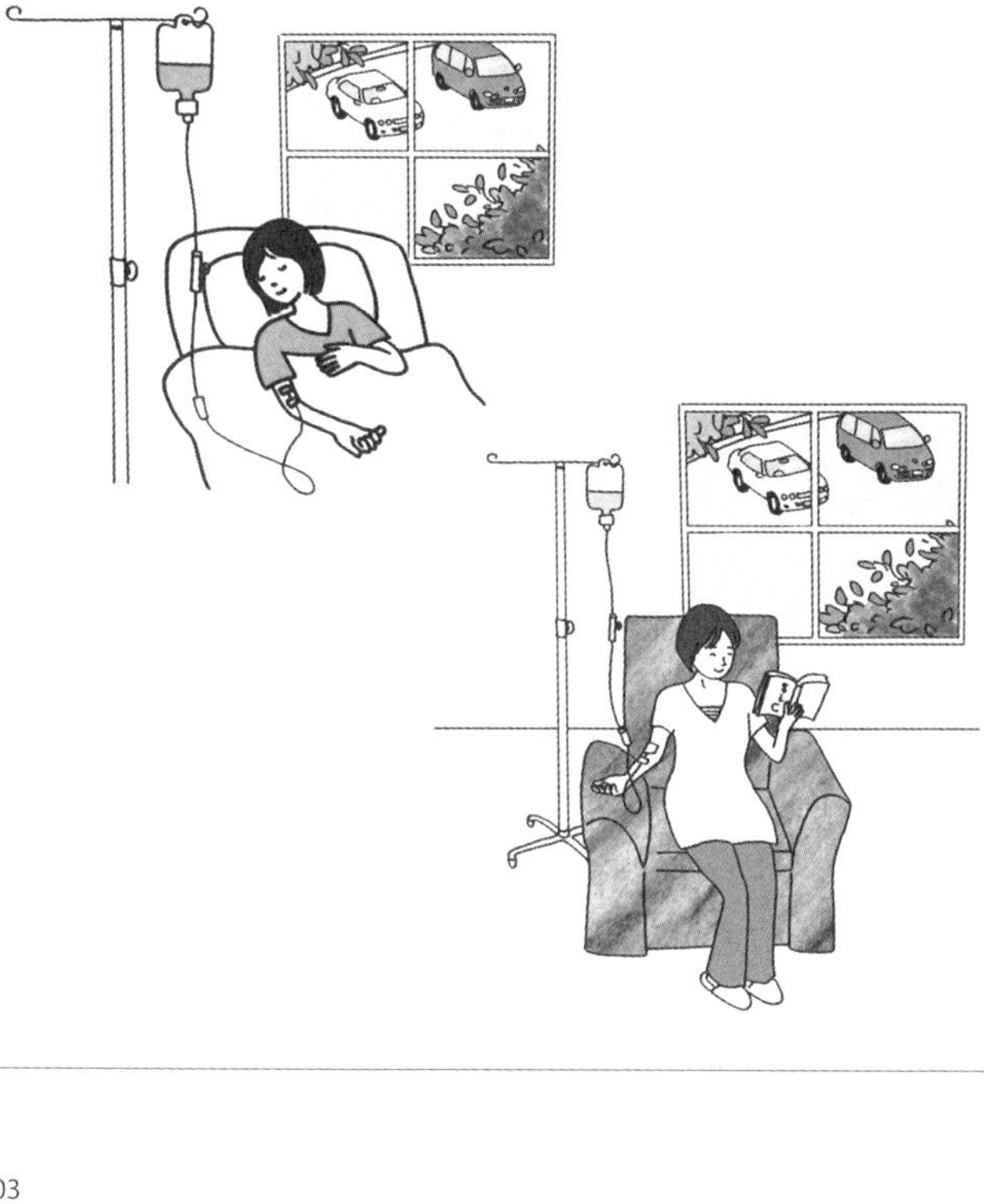

超高濃度ビタミンC点滴療法受診の流れ

【初診時】

①電話で予約

②問診票に記入

③医師との面談、

病名、病期（ステージ）、

担当病院での現在の治療方針（標準治療の内容）、

資料（画像や血液検査、病状説明用紙）の確認

患者様、ご家族より治療についての希望を確認

④超高濃度ビタミンC点滴療法について、

利点、副作用などの説明を受ける

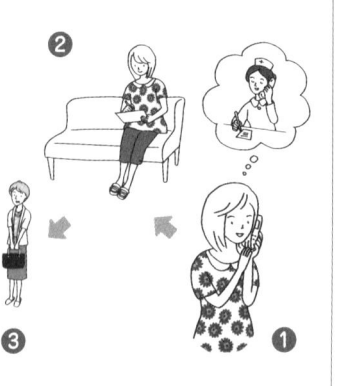

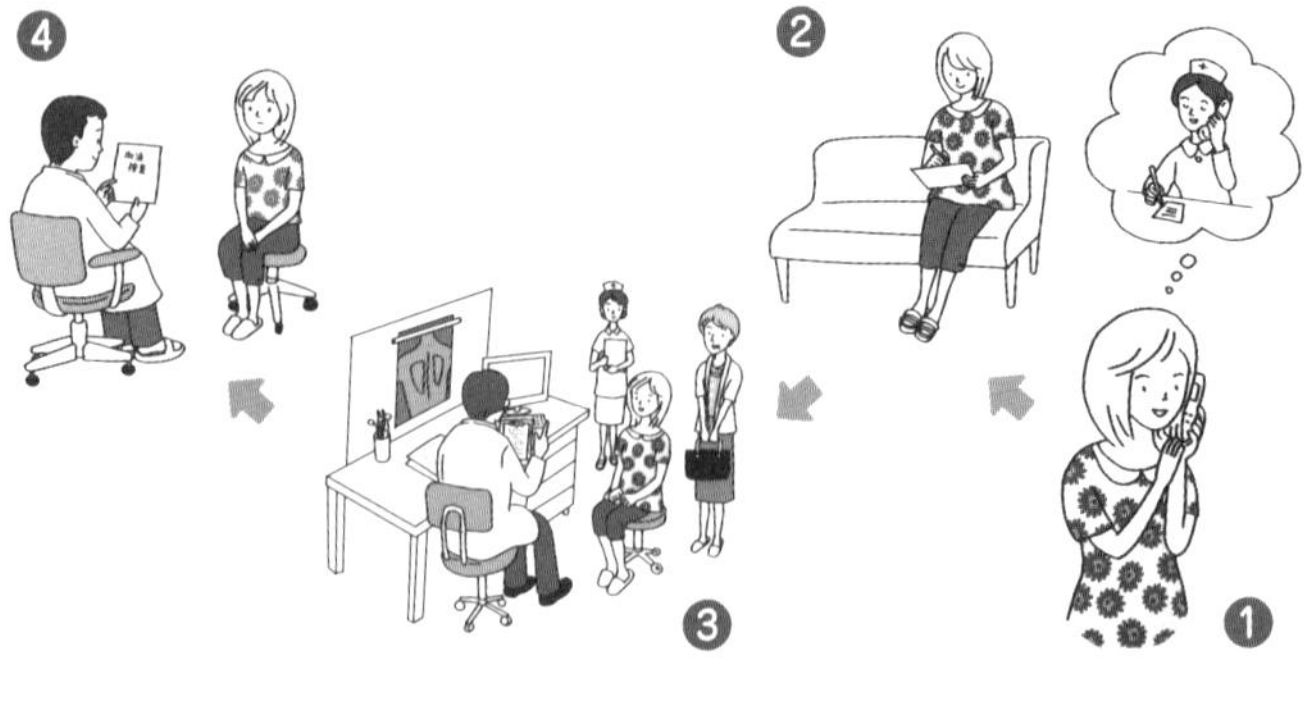

⑤同意書にサイン

⑥血圧測定、聴診などの一般診察

⑦点　滴

初診時には貧血や白血球数、肝機能や腎機能などの一般検査項目を採血

超高濃度ビタミンC点滴療法の場合、点滴前後でビタミンC血中濃度を検査。病気の種類や組織診断名、病期（ステージ）、患者様の希望より点滴頻度、回数を決定

⑧点滴後に次回の予約

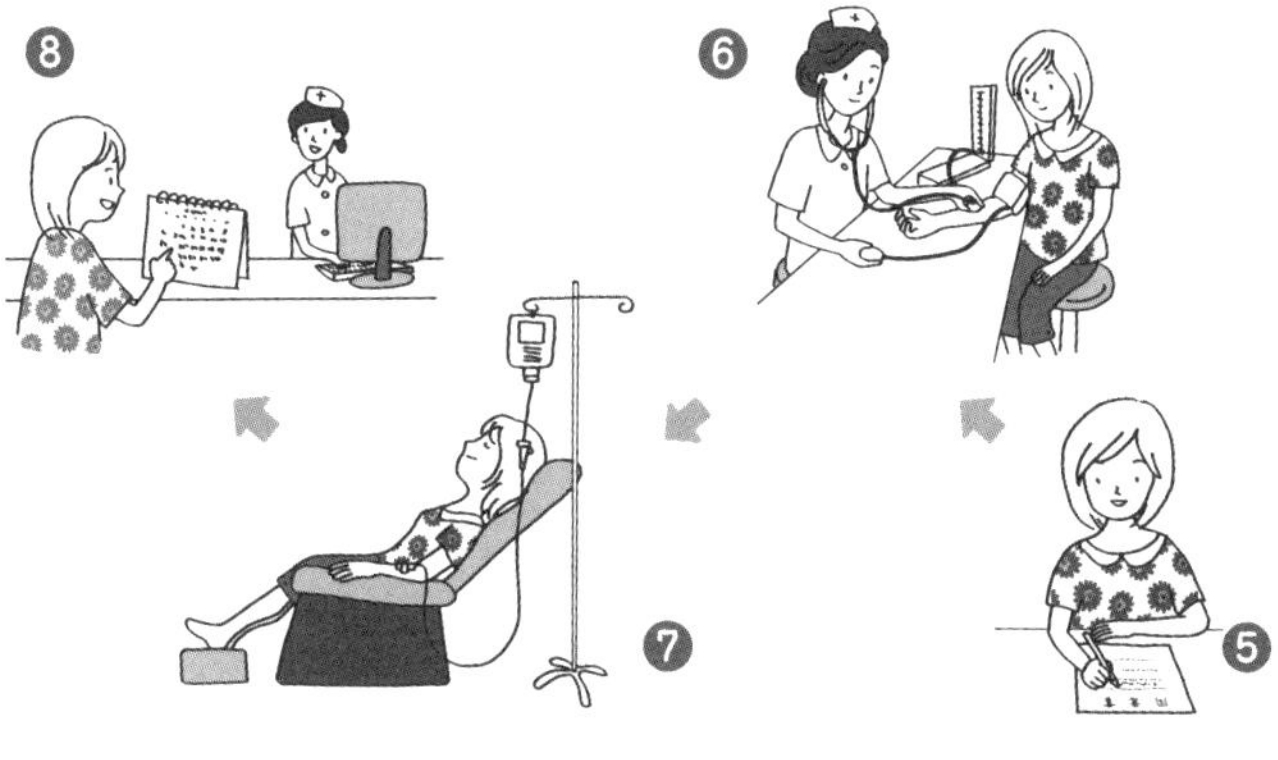

【再診時】

①初診時の血液検査の結果を説明
ビタミンC血中濃度の結果から
点滴用量を決定。

②血圧測定などの一般診察

③点滴開始
1時間半〜2時間

④次回点滴の予約

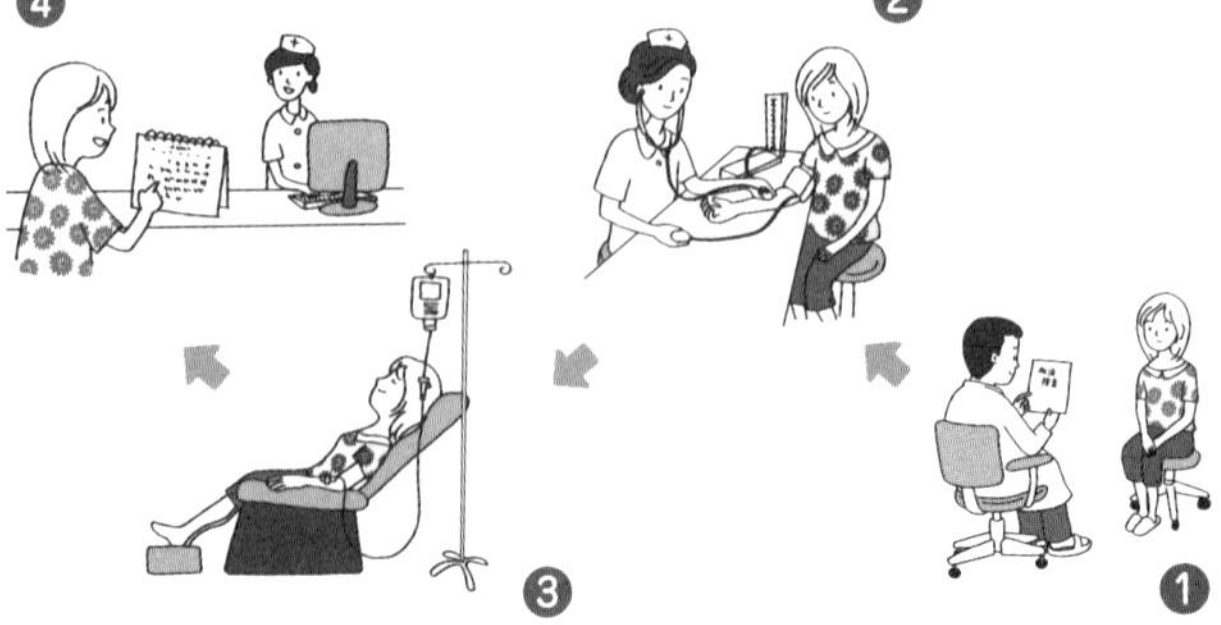

第4章

栄養療法としての点滴療法

足りない栄養素を補って本来の生体の力を蘇らせる

ビタミンやミネラル、糖質、脂質、アミノ酸などの栄養素は、人間の体を構成する約六十兆個の細胞の働きを向上させ、生命維持、健康維持のために必要不可欠なもの。その栄養素を十分に取り入れることでさまざまな病気を治すという考え方が、オーソモレキュラー医学です。

適切な栄養の摂取とは、ゆっくり食べる、よくかむ、食事を抜かない、野菜や果物、豆類の割合を多くするなど、一般的にいわれている食事の基本ルールをよく守る必要があります。

特にがん患者にとっては、植物性栄養素を多く摂ることが重要、栄養素の多くを破壊する電子レンジによる調理を避ける、食物中に含まれる水銀、鉛、アルミニウムなどの有害物質、タバコ、アルコール、水道水に含まれる塩素やフッ素などの毒素をできるだけ避けることも重要です。これらは全てフリーラジカル、酸化を促す原因となるものです。

もともと人間には、自然治癒力が備わっています。その自然治癒力を最大限に発揮するための要素が栄養です。病気になったら薬で治すのではなく、病気から回復する自然治癒力を高めて、病気になりにくい生体環境を整える学問のことです。日本語では、「分子整合医学」、あるいは「分子矯正医学」とも呼ばれています。

海外では一九六〇年代から、精神疾患領域の治療として応用され始めました。今では、その範囲は、内科疾患領域だけでなくアンチエイジングの分野や、がんに対するビタミンCの大量点滴療法にまで及びます。

血液検査データから栄養素の過不足を読み取り、必要な栄養素を、主にサプリメントから補うというものです。これは東洋医学の考え方と似ていますが、東洋医学で投与される漢方薬は「薬理作用のある生薬《しょうやく》」で、オーソモレキュラー医学の考え方と同じとはいえません。

一九六八年、アメリカのライナス・ポーリング博士は、科学誌『サイエンス』に、「体の中に自然に存在する物質（ビタミン、ミネラル、アミノ酸など）を分子レベルで最適な量を投与して病気の予防と治療をする」という意味のオーソモレキュラー療法を提唱しました。

そして、ビタミン療法の研究を行っていた精神科医のエーブラム・ホッファー博士とともに、国際オーソモレキュラー医学会（ＩＳＯＭ）を設立しました。精神疾患領域、慢性疾患やがんに対するビタミンC大量点滴療法、アンチエイジングまで、多岐にわたる栄養療法を研究、その考え方を広く伝えていこうとする学会です。

オーソモレキュラー医学の考え方

今までのがん治療の目的は、「がん組織そのものを退治する」ことでした。しかし、オーソモレキュラー医学の考え方は、「患者さんのケア、病気を持った人の治療」です。

従来の医療は、疾患の病態（組織型）と病期（ステージ）を決定して治療に入りますが、オーソモレキュラー医学は、根本原因を探って是正します。足りないものを補って生体を元に戻し、がんに打ち勝つ体を作ります。

従来の治療法は、がん細胞を殺すのが目的ですが、やむを得ず正常細胞をも傷つけてしまいます。オーソモレキュラー医学は、酸化ストレスを少なくして健康な細胞を強化する治療法です。従来の医療の考え方はベッドにくくりつけられている状態でも生きている期間を延ばそうというものですが、オーソモレキュラー医学は、生活の質（ＱＯＬ）を上げるのが治療の目的です。

もちろん、腫瘍を外科的手術で摘出したり、抗がん剤や放射線で消滅させるがんの治療法は有効です。それらの治療をきちんと行って、がんを取り除くことができたとしても、がん細胞が増殖した環境をそのままにしておけば、再びがん細胞が増殖するかもしれません。

がん患者のケアの違い

従来のがん治療	オーソモレキュラー医学
病気を治療する	患者のケア
腫瘍の悪性度、進行度を決める	真の原因を追及し、矯正する
がん細胞を殺す	正常細胞を強化する
酸化ストレスを加える	還元力の最適化
生存期間を延ばす	生活の質を上げる

一般的ながん治療と、オーソモレキュラー医学の考え方の根本的な違いは、がん患者のがんと戦う力を手助けする点です。

不足しているビタミンやミネラルを十分に補給して、酸化的ストレスの少ない体内の環境を作っていくことが大切なのです。

「がんを治療する」のではなく、足りない栄養を補って人間本来の力を蘇らせ、がんに打ち勝つことができるように「がんの患者さんを治療する」のが、オーソモレキュラー医学の考え方です。

二〇一二年、国際オーソモレキュラー医学会の会長に柳澤博士が就任されました。これからは日本でも、悪性腫瘍の代替療法やアンチエイジングの手法として、高濃度ビタミンC点滴療法をはじめとするオーソモレキュラー療法が広く認知され、多くの人たちの健康に役立っていくことができるでしょう。

メディカルサプリメント市販のものとの違い

健康保持のために、サプリメントや栄養補助食品などを利用する人たちが増えています。市販のサプリメントはたくさんの種類があり、手軽に入手することができますが、血液検査や問診、カウンセリングなどをもとにして医師が一人ひとりに処方するサプリメント（メディカルサプリメント）は、どこが違うのでしょうか。

まず含まれている栄養素の単位、濃度、純度、品質が高いのが特徴です。例えばビタミンCのメディカルサプリメントは、一般的にドラッグストアなどで売られているものの数倍の濃度があります。また、一般のサプリメントは、消費期限を延長させるために様々な添加物が加えられています。

製造過程も、なるべく自然のものから高温処理をしないで、栄養素を抽出しているという点が、一般の人が自分の判断で購入できるサプリメントとは違うところです。そして、何よりも、臨床結果に基づいたデータを持っているところも大きな違いでしょう。

ドクターが処方するサプリメントは、例えば点滴療法と併用して用います。その人に最も必要な、適切な栄養素を調合し処方することも特徴です。栄養素の経口投与は、点滴を補うもの、ビタミンの力を持続させるために補完的な役割があります。

点滴療法の効果を高めるサプリメント

超高濃度ビタミンC点滴療法の場合

超高濃度ビタミンC点滴療法でがん治療を行う患者さんには、同時にサプリメントを中心とする栄養療法も併用して、治療効果やQOLを高めています。

点滴と点滴の間に、十分な量のビタミンC、ビタミンD、α-リポ酸、セレン、亜鉛などをサプリメントで摂取することで、酸化した体の状態が改善され、ビタミンCのリサイクルが順調に行われて、超高濃度ビタミンCの点滴療法の効果が高まることがわかっています。

超高濃度ビタミンC点滴によって、がん細胞はダメージを受けて消滅します。それを助けるのがビタミンD_3、α-リポ酸、セレンです。

超高濃度ビタミンC点滴とサプリメント併用

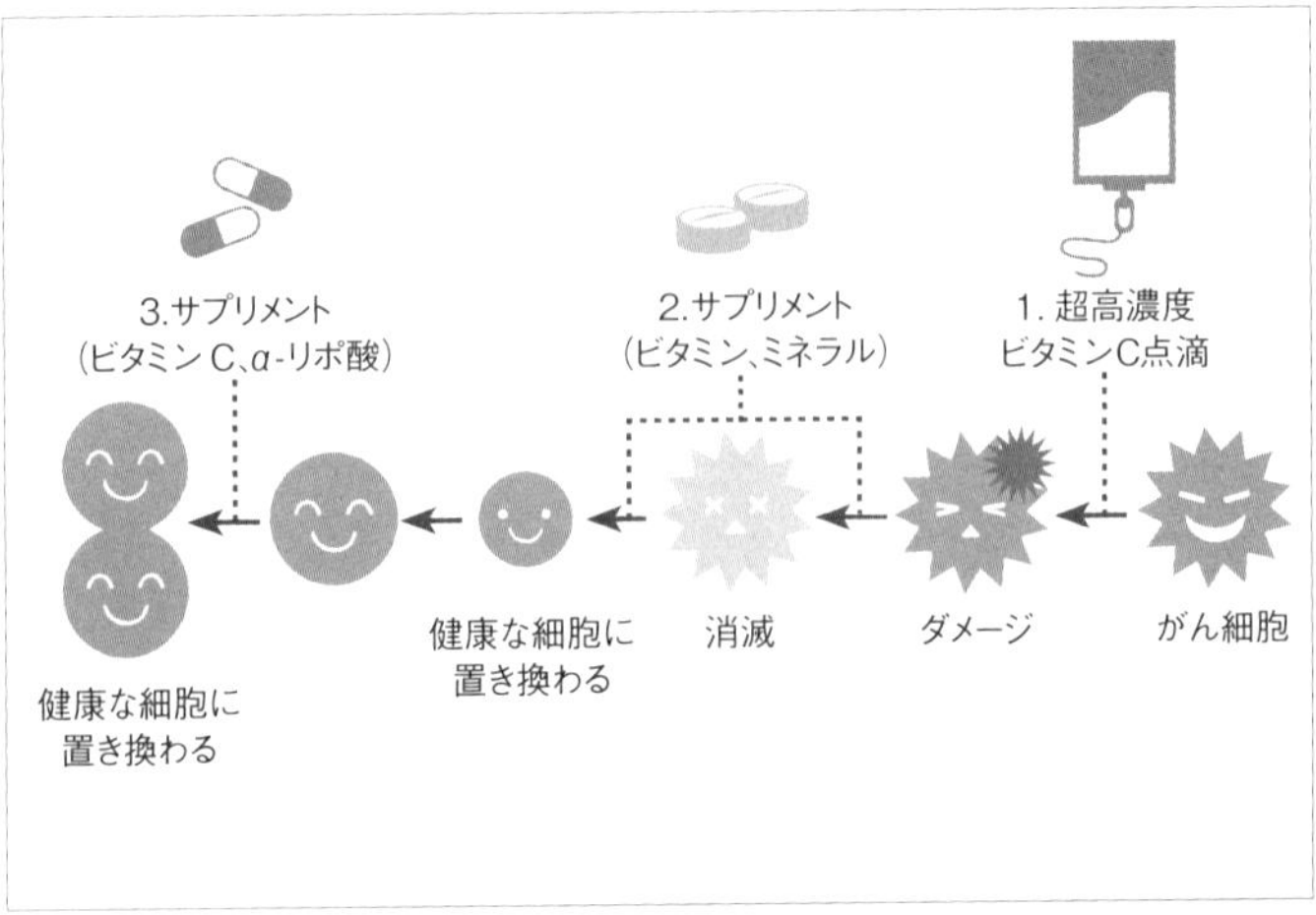

ダメージを受け消滅したがん細胞のあとに、健康な細胞が置き換わりますが、この健康な細胞をスムーズに増やすのに、十分な量のビタミンやミネラルが必要なのです。

健康な細胞と細胞を結ぶ組織を作るときに必要なのが、ビタミンCです。また、酸化したビタミンCやビタミンEを効率よく再利用するα－リポ酸も必要です。α－リポ酸は食品にはごく微量にしか含まれていないため、サプリメントによる摂取が理想的です。これらのビタミンやミネラルは、不足や偏りがないように、バランスよくコンスタントに補給することが求められます。

キレーション点滴とサプリメント併用

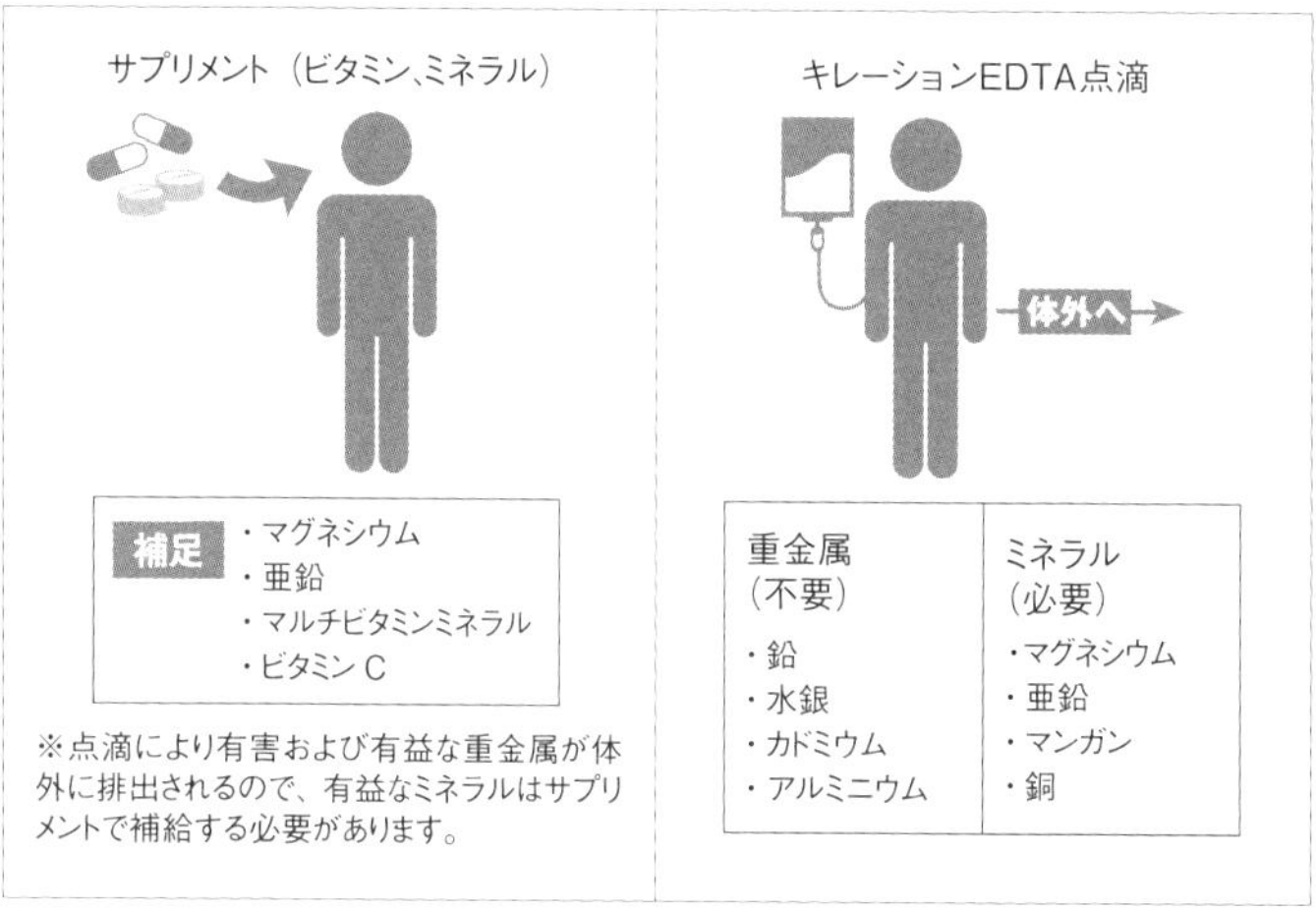

サプリメント（ビタミン、ミネラル）
補足
・マグネシウム
・亜鉛
・マルチビタミンミネラル
・ビタミンC
※点滴により有害および有益な重金属が体外に排出されるので、有益なミネラルはサプリメントで補給する必要があります。
キレーションEDTA点滴
体外へ
重金属（不要）
・鉛
・水銀
・カドミウム
・アルミニウム
ミネラル（必要）
・マグネシウム
・亜鉛
・マンガン
・銅

柳澤厚生博士は、超高濃度ビタミンC点滴を行っている患者さんに向けて、次に紹介するＩＶＣ　Ｓｅｒｉｅｓ　Ｓ，Ｍ，Ｃの三種類のサプリメントを推奨されています。これらは市販されておらず、点滴療法研究会に所属している医療施設から入手可能です。医療施設は巻末ページを参考にしてください。

IVC-Series　S

〈一包の中に含まれる栄養素〉

・亜鉛&銅　生体内で作られるフリーラジカルスカベンジャーやスーパーオキシドディスムターゼ（ＳＯＤ）の生成に必要な栄養素。正常細胞の再生にも必要で、がん患者には不足傾向にあるとされています。亜鉛と同時に銅を摂取するとお互いの吸収率を高めます。

・α-リポ酸　強力な抗酸化物質、ビタミンCの抗腫瘍効果を高める成分です。α-リポ酸の高用量摂取はビタミンCを繰り返し還元再生し、抗酸化作用を高めます。α-リポ酸と超高濃度ビタミンC点滴療法を併用すると、より多くの過酸化水素を発生させて、がん細胞にダメージを与えます。α-リポ酸は、ビタミンCと同様に正常な細胞に影響を与えず、がん細胞を殺します。

・セレン　強力な発がん予防効果があります。高用量のセレンの摂取は超高濃度ビタミンC点滴療法のがん作用及び併用する化学療法の効果を増強し、副作用を軽減します。

・ビタミンD3　発がん予防効果、がんのリスク低下とがんにおける生存率増加に役立つ重要な働きがあることがわかってきました。

・ビタミンC

・カルシウム&マグネシウム　点滴療法でまれに起きる低カルシウム血症を抑えるためにはカルシウムとマグネシウムが必要です。

IVC-Series　M

〈一包の中に含まれる栄養素〉

・ビタミンD3

・セレン

・ナイアシンアミド　血管を拡張させ、血流を改善させることでがん細胞の成長を抑制します。また、ビタミンCのがん細胞への移行を助けます。

・ビタミンB群　ビタミンB_6は、キレーション療法によって大幅に減少する可能性があります。ビタミンB_6が欠乏すると皮膚の発疹を招きます。ビタミンB群はチームで働くのでバランスよく摂取することが大事です。

・ビタミンE　フリーラジカルに関係する疾患、特に心疾患、がんなどのリスクを低くします。血小板の凝集を抑制し、過剰な血栓を減らします。HDL（善玉コレステロール）を上げて、血中総コレステロールを下げます。LDL（悪玉コレステロール）の酸化を防ぎ動脈硬化を防ぎます。

・マンガン　キレーション療法によって除去されてしまうので、補給する必要があります。マンガンは活性酸素を除去する酵素、SOD（スーパーオキシドディスムターゼ）を構成成分として、細胞膜の酸化を防ぎます。

・クロム　キレーション治療でのミネラル補充として、糖代謝のサポートのために積極的に補う必要があります。

IVC-Series　C

〈一包の中に含まれる栄養素〉

・ビタミンC　ビタミンC点滴療法の合間にもビタミンCは毎日摂取することが必要。

アンチエイジング・デトックス（解毒）のためのキレーション療法の場合

キレーション療法で余分なものを排出したら、次は必要なものをしっかり取り入れて、体本来のサイクルを円滑にしなければなりません。キレーション療法を受けながら、ビタミンやミネラルを常にバランスよくかつ十分な量を摂っていると、栄養素をフル活用できる体に変わっていきます。

代謝を高めるビタミンB群をはじめ、免疫力を高め、抗酸化力を高めるビタミンC、β－カロチン、ビタミンE、亜鉛、マンガン、銅、フラボノイド（シトラスエキスなど）、α－リポ酸などの栄養素を積極的に摂ることを勧めます。次の二種類のサプリメントも点滴療法研究会所属の医療施設で入手可能です。

α-Lipoic Acid

・α-リポ酸　細胞のミトコンドリアに存在し、体内でエネルギーを作り出す補酵素として働く含硫化合物です。食品には微量しか含まれていません。ビタミンCと相性がよく、ビタミンCの体内循環リサイクルを高めてくれます。

Anti Aging&Chelation Bottle set

心筋のエネルギー代謝や心機能改善に役立ち、強い抗酸化作用を有するセットです。

・マグネシウム　心臓や筋肉の機能、脂質の代謝に役立つ非常に重要な栄養素。キレーションを受けているときには静脈内注入だけでなく、サプリメントとして摂取する必要があります。

・コエンザイム Q_{10}　心機能改善に有効。動脈硬化症の予防と進行抑制にも役立ちます。

・亜鉛

・銅　スーパーオキシドディスムターゼ（SOD）という、細胞内でフリーラジカルを除去する重要な酵素の働きに欠かせない栄養素。SODは細胞をフリーラジカルのダメージから保護します。

・ビタミンC

最新の栄養サプリメント

話題の幹細胞《かんさいぼう》

医療の話題として、今最も注目を集めているのが幹細胞です。

幹細胞とは、まだ特定の細胞になっていない、初期の未分化細胞で、あらゆる任意の細胞になることができる細胞です。主に、血小板や赤血球、白血球とともに、骨髄《こつずい》の中で作られており、身体のさまざまなトラブルや老化などで失われた機能を修復し、再生する働きを持っています。

この幹細胞は、二十五歳を過ぎるころから徐々に減少していきます。加齢や遺伝、不健康な生活習慣などによって循環幹細胞が減少すると、皮膚や臓器、筋肉や骨、いろいろな身体的トラブルが発生し、うまく回復しなくなるのです。これが老化です。

幹細胞には、胚性幹細胞と成体幹細胞の二つの主要な種類があります。

胚性幹細胞については、受精卵から胎児に発育する前の「胚」から細胞を採取するために倫理的知見から未だ論争の最中ですが、成体幹細胞の利用は科学や医学の世界の大きな話題となっています。

成体幹細胞は、骨髄や脂肪だけでなく、身体のあらゆる臓器や組織に存在しています。身体の修復システムとして機能するだけでなく、血液や皮膚、または腸管組織など、再生器官のターンオーバー（新陳代謝）が正常に働くように助けます。成体幹細胞は未分化細胞ですから、最終的には体中の細胞、例えば、肝細胞、膵臓細胞、肺細胞、神経細胞など、多くの異なる種類に分化していくのです。さらに免疫を調整し、炎症を制御します。

成体幹細胞は、損傷した組織が速やかに修復されるための化学物質を分泌します。傷ついた部位から放出された信号に応答して、損傷した組織を修復します。骨髄移植などに代表されるように、生体幹細胞を用いた治療法は、今後新たな期待が寄せられています。

幹細胞を増やす究極のサプリメント「ステム-C」

世界十六カ国、千八百例のがん患者に、循環幹細胞を増やす栄養補助を行って治療効果を調べた結果、循環幹細胞が多くなった人ほど、治療効果が上がることがわかりました。体内を循環する幹細胞が増えると、身体の健康が維持でき、損傷組織の修復・再生能力が高まります。

幹細胞に栄養を補給し、その生存と成長を助ける効果のある食品やサプリメントは何か、さまざまな天然物質をテストした結果、発酵食品がその力を最も発揮するということがわかりました。

発酵食品をヒトに投与した試験では、骨髄幹細胞への顕著な栄養補給効果が認められ、循環幹細胞が増加します。骨髄幹細胞が増加すると、骨髄から体内に幹細胞が放出されて修復利用されます。

このような研究を繰り返し行った結果、骨髄からの幹細胞の自然放出を刺激して、身体を長時間循環する幹細胞を増やし、身体の自然治癒機構に栄養を与える自然食品サプリメント「ステム－C」が誕生しました。長期にわたって、骨髄由来末梢血循環幹細胞を増加させることが臨床的に証明された、初めてのサプリメントです。

加齢、遺伝的要因、不健康な生活習慣などによって循環幹細胞は減少します。「ステム－C」は、アンチエイジング医学の新しいアプローチになると考えられます。さらに、例えばがんの治療を受ける前に、あるいは、治療後にこのサプリメントを用いて修復幹細胞に栄養を補給すれば、治療効果が上がる可能性が考えられます。

最強のビタミンCサプリメント

経口投与では吸収に限界がある

ビタミンCが興味深いのは、体が必要としている量だけ体内にとどまること。いらない分は排出されるだけなので、たくさん摂取しても何の問題もありません。ただし、ビタミンCは水溶性の分子であるために、一度に消化吸収される量には限界があります。

ビタミンCをサプリメントで経口摂取する際、問題だったのが消化管バリア機能の存在です。ビタミンCを血液の中に二g送り届けるためには、一〇g以上のビタミンCの錠剤を飲まなくてはなりません。さらに消化管バリア機能によって、投与量に比例して吸収抑制が高まるために、多くの錠剤を服用してもビタミンCの吸収量は高められません。経口によって二gを送り込むのは不可能でした。

高吸収率の「リポスフェリック・ビタミンC」

その欠点を改善し、体への吸収率が高い「リポスフェリック・ビタミンC」というビタミンC製剤が開発されました。

ビタミンCをリポゾームという非常に小さな粒子（レシチンというリン脂質のナノカプセル）で包んだことで、吸収率が、八〇～一〇〇％と高くなりました。ひと袋一gで、数gから八gのビタミンCを飲んだのと同じ効果があります。その効果は体内で長く続き、口から飲んでも細胞の中まで到達します。普通のアスコルビン酸と一緒に「リポスフェリック・ビタミンC」を摂取すると、効果が二倍以上になるのです。

疾病の予防段階や軽い初期被曝の状態のときなら「リポスフェリック・ビタミンC」を服用するだけでも、一般のビタミンCサプリメントよりは効果的ですが、すでに深刻な症状が出ている場合は、点滴療法の経験がある医師に相談することをお勧めします。

リポゾームの中にビタミンCを閉じ込めることで、消化液の影響や酸化から、中の栄養素を保護することができます。このカプセルは消化管に運ばれて、直ちに小腸から吸収されます。消化管で行われる分解作用からビタミンCを保護し、消化管を守り、胃腸障害や下痢を起こすこともないし、吸収されたあとは速やかに体内の必要な部位に運ばれます。

リポゾーム化されたビタミンCは、非常に賢いミサイルが何キロも離れた標的を正確に狙い打つように、内部のビタミンCを保護しながら、必要としている臓器に直接送り届けられます。

なぜ静脈注射なのか

畑の土壌が荒れていると、野菜や果物はうまく育ちません。人の体も同じこと。足りない栄養を補うとき、例えば消化管の慢性炎症があれば、いくら食べても栄養素は吸収できません。腸内細菌層のバランスが崩れていたり、胃炎や腸炎を起こしていたり、胃酸の分泌不全などがあると吸収不良になります。ビタミン・ミネラル不足によるさまざまな悪い影響が、さらに追い討ちをかけるでしょう。

消化管を通過せずに静脈に栄養素を投与して、体内の細胞に直接栄養を与えるのが、点滴療法です。直接血管の中に必要な栄養を送り込むのですから、栄養素を補い取り入れるのに、最も効果的な方法というわけです。

このときのビタミン・ミネラルは、単に体調を整えるという役割ではなく、悪いところを治す、薬理的な作用をすることになります。

五対一の法則というものがあります。点滴で維持できる量を経口で投与するには、五倍の量が必要になるのです。点滴療法は、最も無駄がなく効率的な方法だというわけです。

点滴療法を行う薬剤は、防腐剤の入っていないものを選ぶことが大事です。しかし、国内で入手できるビタミン薬剤は、防腐剤が入っているものが多いのであまり勧められません。国内で調達できないビタミン製剤もありますから、これが今後の課題です。

もう一つ点滴療法で重要なのは、浸透圧の問題です。たくさん摂っても体には害のないビタミン・ミネラルではありますが、その配合分量、浸透圧の知識なしに自己流で点滴療法を行うことは医療事故を引き起こす危険があります。点滴療法は、浸透圧の計算式などを熟知していて、慣れた医師のもとで行うことが必要です。

一般的な点滴療法

壊血病にビタミンC、貧血に鉄分などのように、足りない栄養素を補うばかりでなく、うつ病などの精神科的な不調、体調の変動を元に戻すために、総合的に栄養素を足してあげるための点滴療法もあります。このうつ病に対する考え方は、東洋医学の診察と同じように、最初に、陰と陽、虚と実など体調を見分けたうえで、必要な栄養素を補っていきます。

さらに、がん細胞が発生した場合や、金属中毒などのように、悪いものがあり過ぎるからそれを解決するための点滴療法もあります。また、アンチエイジングや健康維持のために、定期的に点滴療法を受けている人たちも少なくありません。

それでは、点滴療法はビタミンC以外にどんな種類があるのでしょう（点滴療法で使用しない栄養素は、ビタミンA、D、E、Kです）。

アルファリポ酸点滴療法

アンチエイジングの基礎ともいえる点滴療法です。

アルファリポ酸（チオクト酸）は、ビタミンB群の一つ、細胞の重要なエネルギー代謝に関わっています。強力な抗酸化作用があり、体内で使われたビタミンCやビタミンE、コエンザイムQ_{10}、グルタチオンなどをリサイクルします。さらに肝臓の代謝を改善し、食中毒や重金属中毒を起こしたときには解毒作用を発揮します。

サプリメントによる摂取でも十分効果がありますが、がんや肝炎を治すということなら、点滴と経口を併用すると、より有効です。点滴で注入されたビタミン・ミネラルは、細胞膜を通り抜け細胞内に入り込んで、体内のさまざまな場所で抗酸化力を発揮するのです。

アルファリポ酸の点滴療法は、糖尿病性神経障害、がんの代替医療、自己免疫疾患、肝炎・肝硬変などに適しています。ドイツを中心にした欧州全域では、糖尿病性神経障害の治療にはアルファリポ酸が保険適応になっています。糖尿病患者の三分の二以上に糖尿病性神経障害があり、その三分の一に、しびれ、痛みなどの症状があるといわれていますが、それらの症状が軽減されるようです。

アメリカ・ドイツ・ロシアの三カ国で実施された共同臨床試験で、アルファリポ酸の点滴療法と経口投与の組み合わせが、糖尿病性神経障害を有意に改善すると報告されていきます。それだけでなく、これまでに膵臓がん、悪性リンパ腫などに用いた有効な事例が報告されています。

アルファリポ酸は、単独、あるいは高濃度ビタミンC点滴療法、ナルトレキソン療法などと組み合わせて使うこともよくあります。例えば、アルファリポ酸点滴療法と低用量ナルトレキソン療法を組み合わせることにより、慢性関節リウマチ、全身性エリテマトーデス（SLE）などの自己免疫疾患の治療に用いられています。

アルファリポ酸の点滴と抗酸化サプリメント（アルファリポ酸、セレン、シリマリン）を組み合わせて投与することにより、C型肝炎や肝硬変も改善します。

ビタミン・ミネラル点滴

高濃度のビタミンやミネラルを点滴で血管から体内に投与して治療するのが、この点滴療法です。アメリカの自然療法医の扱う、最も基本的な点滴療法といえます。口からサプリメントを摂る場合よりも即効性があり、効果が高くなります。

マグネシウムやカルシウム、ビタミンCなど、人間の体の中に存在する基本的な栄養素だけの点滴で、気管支喘息、不整脈、頭痛発作、慢性疲労症候群、線維筋痛症など、さまざまな疾病に有効です。よく知られている治療の一つが「にんにく注射」と呼ばれるビタミンB製剤を投与する方法でしょう。疲れが溜まり、パワーが弱ってきたときに使います。

マイヤーズ・カクテル

ビタミン・ミネラル点滴療法で最も有名なのがマイヤーズ・カクテルです。

メリーランド州ボルティモアの開業医・ジョン・マイヤーズ氏が三十年以上にわたって、喘息、慢性疲労、うつ病などの患者にビタミンやミネラルの点滴で治療を行っていました。マイヤーズ氏が亡くなったあと、ペンシルバニア州カーライル市の開業医・アラン・ガビー氏（アメリカホリスティック医学協会の元会長）が、この点滴処方を現代医学のエビデンスに合わせて再現し、マイヤーズ・カクテルと名付けたのです。

ウェルマン・シェルダー医師のマイヤーズ・カクテル オリジナルと国内処方例の比較

		米国	日本
栄養素		オリジナル	国産製品仕様
ビタミンB1	（塩酸チアミン）	100mg	120mg
ビタミンB2	（リボフラビン）	2mg	2mg
ビタミンB3	（ニコチン酸アミド）	100mg	40mg※
ビタミンB5	（パンテトン酸）	252mg	254mg
ビタミンB6	（ピリドキシン）	102mg	120mg
ビタミンB12	（シアノコバラミン）	2mg	2mg
ビタミンC	（アスコルビン酸）	2mg	2mg
カルシウム	（グルコン酸カルシウム）	200mg	200mg
マグネシウム	（塩化/硫酸マグネシウム）	塩化Mg 200mg マグネシウム量 51mg	硫酸 Mg 26mg マグネシウム量 51mg

アメリカの点滴療法のパイオニア、ウェルマン・シェルダー医師による「マイヤーズ・カクテル点滴療法」と日本の国産製品を使用する場合※日本ではビタミンB3はナイアシン・フラッシュを避けるために低用量としています。

ガビー氏は、これまでに二十以上の学会で数千人の医師に教育講演をし、今や全米で一万人以上の医師がマイヤーズ・カクテルを治療に取り入れています。ビタミンB1・B2・B3・B5・B6・B12、ビタミンC、グルタチオン、マグネシウムなどの点滴製剤を使い、非常に多くの病気に効果が期待されています。

もともと人間の体の中に存在する栄養素を点滴するのですから、副作用はほとんどありません。

マイヤーズ・カクテルは、一過性脳虚血発作にも非常に有効だということもわかってきました。急性の虚血にはマイヤーズ・カクテル、慢性の虚血にはキレーションを行います。閉塞性動脈硬化症

（ASO）（末梢動脈疾患、PAD）の患者さんにも有効。急性慢性蕁麻疹にはマイヤーズ・カクテル入りのヘパリンを点滴します。

キレーション療法

キレーション療法は、EDTA（エチレンジアミン四酢酸）という合成アミノ酸を点滴する治療法。水銀や鉛などの中毒の際に、有害ミネラルを体外に排出するための治療として一九四〇年代から行われてきました。キレーションの語源は、ギリシャ語でカニのハサミという意味のキレ（Chelle）であり、キレート剤が体内の有害ミネラルをはさみこむ（結合する）現象に由来しています。

もともとは、体内の重金属を排出するための治療法でした。第二次大戦を戦った兵士たちが、戦艦を塗装中にペンキに含まれている鉛による中毒になり、キレーション療法を行いました。そのとき、たまたま狭心症や、動脈硬化による胸や足の痛みを訴えていた兵隊たちの症状が改善されたことに医師たちが気付いたのです。その後、心臓病や循環器疾患の治療にも、キレーション療法が使われるようになりました。

アメリカでは、年間百万件も実施されているほど、人気のある治療法です。

現在行われているキレーション療法は、体内の有害ミネラルを排出する目的で実施するものと、動脈硬化の改善を目的に実施するものがあります。それぞれ、検査の方法や治療の頻度、使用するキレート剤が異なるので、目的に応じて診断を受けることが必要です。

【有害ミネラルを排出】

排出を必要とする有害ミネラルの種類によって、投与するキレート剤が異なります。例えば、鉛やアルミニウム、カドミウムに対してはCa（カルシウム）‐EDTA（エチレンジアミン4酢酸）を、有機水銀や錫（スズ）、ヒ素に対してはDMPS（2‐3ジメルカプト‐1‐プロパンスルホン酸塩）を用い、有機水銀や鉛に対してはDMSA（2‐3ジメルカプト‐酢酸塩）を用いることもあります。どのキレート剤を使用するか、検査結果に基づいて決定します。

毛髪ミネラル検査を行って、過去三～六カ月間にどのような有害ミネラルに暴露されたかを調べます。根元の毛髪を数箇所から切って検査機関（日本では「ら・べるびぃ予防医学研究所」）に提出するだけで簡単に検査することができます。

もう一つ、体内にどれだけの有害ミネラルが蓄積しているかを調べるのには、尿負荷検査と呼ばれる尿検査を行います。実際にキレート剤を点滴もしくは内服後にも、六～八時間尿を溜めてから、尿内に排泄される有害ミネラルの量を測定します。

【動脈硬化の改善】

動脈硬化の改善を目的としたキレート剤にはＮａ－（ナトリウム）ＥＤＴＡを用います。キレーション療法には血行の改善、動脈の酸化防止、カルシウム代謝の改善、鉛などの身体に有害なミネラルの除去、血液をさらさらにする作用などがあり、これらが総合的に作用して動脈硬化に有効に働くと考えられています。

キレーション療法は、単に動脈硬化に効果があるだけでなく、抹消循環の改善や流れている血液の状態そのものも改善することでさまざまな病気の予防につながると考えられています。

プラセンタ療法

プラセンタとは胎盤《たいばん》のこと。そのプラセンタから有効成分を抽出したプラセンタエキス（胎盤抽出物）にはアミノ酸、活性ペプチド、ビタミン、ミネラル、酵素、核酸、といった種々の生理的な活性物質や、肝成長因子、神経成長因子といった生理作用の強い各種因子が含まれていることが知られています。

プラセンタエキスを含有する医薬品は、肝炎、肝機能不全の治療薬として開発されており、慢性Ｃ型肝炎には保険適用になっています。

最近は、アトピー性皮膚炎、神経痛、リウマチなどの痛みの緩和など、さまざまな疾患への効果が確認され、さらに抗加齢領域でも注目されています。アンチエイジング、若返り、自己免疫疾患、アレルギー性疾患、婦人科系疾患（更年期障害、生理不順、月経困難、乳汁分泌不全症など）、また、美容目的分野として、美白、肌のたるみ、小じわの修復を目的に使用されています。

血液クレンジング療法（オゾン療法）

医療用オゾンを用いて血液をオゾン化させることにより、「体内の酸素化」「免疫機能の向上」「細胞の活性化」などをはかる治療法です。ドイツで一九五七年にオゾン発生器が開発されて以来、ヨーロッパでは広く認知されてきた治療法です。最近では、イギリスのエリザベス女王の母君〝クイーンマム〟が、老化予防のために定期的に受けられていたことでも話題になりました。

指先や足先まで身体全体に酸素を行き渡らせるために、体が温まり、血液やリンパ液が浄化されて疲労を感じなくなり活力が回復します。また、活性酸素が除去され、ストレス解消につながります。新陳代謝も活発になり、肉体的にも精神的にも若返りを促進します。

さらに、免疫細胞を活性化させ細胞内ＡＴＰ濃度を上げることによって、病気が治りやすくなり、再発の予防や老化防止にも効果があります。ヨーロッパではがんの術後に、免疫力を上げるためにこの治療法を行っているところもあります。

自分の血液を一〇〇㎖前後採取して、その血液に一定量の医療用オゾンを加えます。オゾンの量は、多過ぎても少な過ぎてもだめで、投与後に代謝と免疫系を活性化するために、最も効果のあるオゾン化された血液を、再び体内に戻します。

がんの術後やウイルス性の疾患の免疫力アップが目的の場合は、週に一〜三回、健康維持や老化予防が目的の場合には、月に一〜二回が目安です。

グルタチオン点滴療法

グルタチオンは、脳にとって最も重要な抗酸化物質の一つ。脳をさまざまな有害物質から守る役割を担っています。最近、大量のグルタチオンを投与することで、パーキンソン病症状の改善に高い効果があることがわかってきました。

パーキンソン病患者の脳の中には、この重要な物質であるグルタチオンが減少していることがわかっています。この事実をもとに、イタリアのサッサリ大学のチームが、実際にパーキンソン病患者にグルタチオンを点滴投与したところ、症状の顕著な改善が認められました。アメリカでも、南フロリダ大学において臨床研究が進行中です。

日本でのパーキンソン病に対するグルタチオン療法は、北九州の片山成二《かたやませいじ》博士の症例が有名です。グルタチオン点滴によりパーキンソン病患者さんの表情が戻り、嚥下《えんげ》能力が回復して経口摂取が可能になり、六週間後には歩行も可能になったという症例があります。その後、四年経っても震えも起こっていないそうです。

グルタチオン点滴は末梢動脈疾患(PAD)の下肢の末梢循環を改善し、歩行距離を延長します。

日本では、四十年以上も前から、自家中毒、つわり、妊娠中毒、薬物中毒、慢性肝炎などの治療にグルタチオンを使用していました。副作用も非常に少なく、安全率の高い医薬品で、アメリカでは抗がん剤使用後の指先のしびれ(末梢神経障害)など、薬の副作用を軽減するのにも使われます。

パーキンソン病の場合は、一回八〇〇mgから始めて徐々に増量していき、一四〇〇〜一六〇〇mgを点滴で投与します。週に二〜三回、約三カ月間行います。病状の改善が認められれば、その後は維持プログラムとして週に一〜二回のペースで治療します。

一回の点滴時間は約三十分。パーキンソン病の進行防止の有効率は四〇〜六〇%で、劇的に効果があるケースから、全く無効の場合もあります。

第5章

ビタミンCは最大の放射線被曝対策

放射線は体内で水と反応して、フリーラジカルを作る

二〇一一年三月十一日に起こった東日本大震災の翌日、福島第一原発一号機が爆発、十四日には三号機が爆発。この事故で放出された放射性セシウムは、広島原爆の百六十八・五倍にものぼるといわれ、今でも半径二十㎞以内の地域への立ち入りは制限されています。

この事故で起こった高濃度の放射能汚染は、将来にわたって日本ばかりか世界の人々の健康にも大きな影を投げかけました。

放射線は、体内に入ると水と反応してフリーラジカル（活性酸素）を作ります。フリーラジカルは、細胞の膜や遺伝子を傷つけて、がん細胞などを発生させます。放射線障害の八〇％を占めるのがこのフリーラジカルの影響で、放射線が直接体の中に入り込んで細胞を傷つけるのは二〇％です。

そうであるならば、大量のサプリメントの摂取によってフリーラジカルを消せば、放射線障害も予防できるはずです。

大量の放射線に被曝すると、人間のＤＮＡに変化が起きます。少なくとも変異のリスク

が上がります。遺伝子情報が変異することによって、がんや白血病などの腫瘍疾患が発症するリスクが高くなります。

日本政府の予測は少なめにカウントされていますが、世界の学者たちの計算では、今回の福島原発事故によってがんを発症するのは、二十二万五千人ほどだと予想されています。今後、もっと大きな健康被害が出るかもしれません。

自衛隊員はビタミンCを飲んでいた

点滴療法研究会の会長である柳澤厚生博士は、福島原発事故の翌日から、被曝から体を守ることができる方法を説いた論文を探すためのメールを世界に発信しました。

三月二十日、イギリスの科学者スティーブ・ヒッキー氏からメールが届きました。彼は世界中の被曝関連の論文をリストにして送ってくれたのです。その中に、日本の自衛隊、防衛医大の論文がありました。

それは防衛医科大学と陸上自衛隊の医学研究者たちが、震災の一年前、二〇一〇年三月

放射線被ばくの早見図

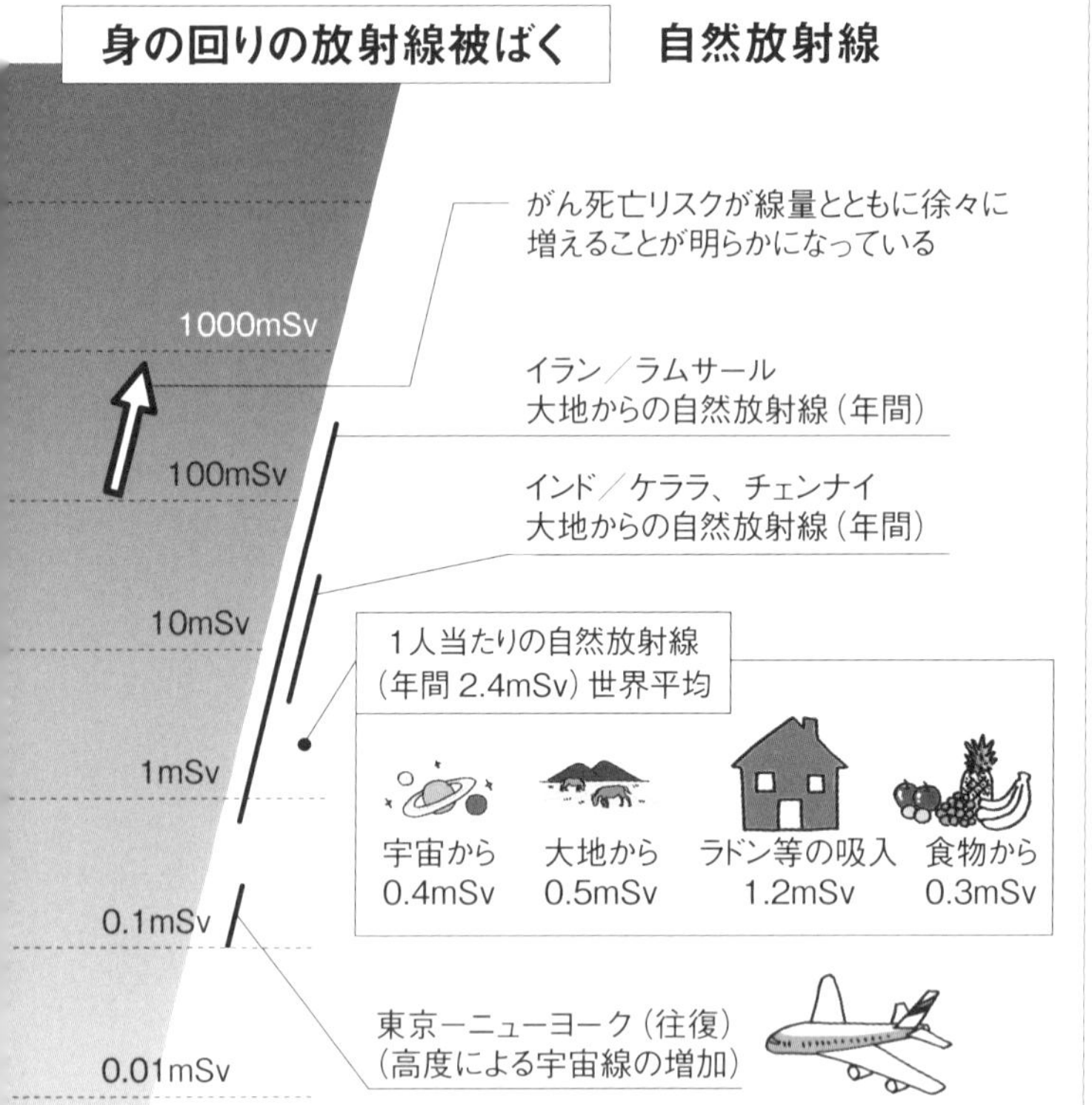

線量の単位

各臓器・組織における吸収線量　Gy（グレイ）
放射線から臓器・組織の各部において単位重量あたりにどのくらいのエネルギーを受けたのかを表す物理的な量。

実効線量　mSv（ミリシーベルト）
臓器・組織の各部位で受けた線量をがんや遺伝性影響の感受性について重み付けをして全身で足し合わせた量で、放射線防護に用いる線量。各部位に均等に、ガンマ線 1Gy の呼吸線量を全身に受けた場合、実効線量で 1000mSv に相当する。

人工放射線

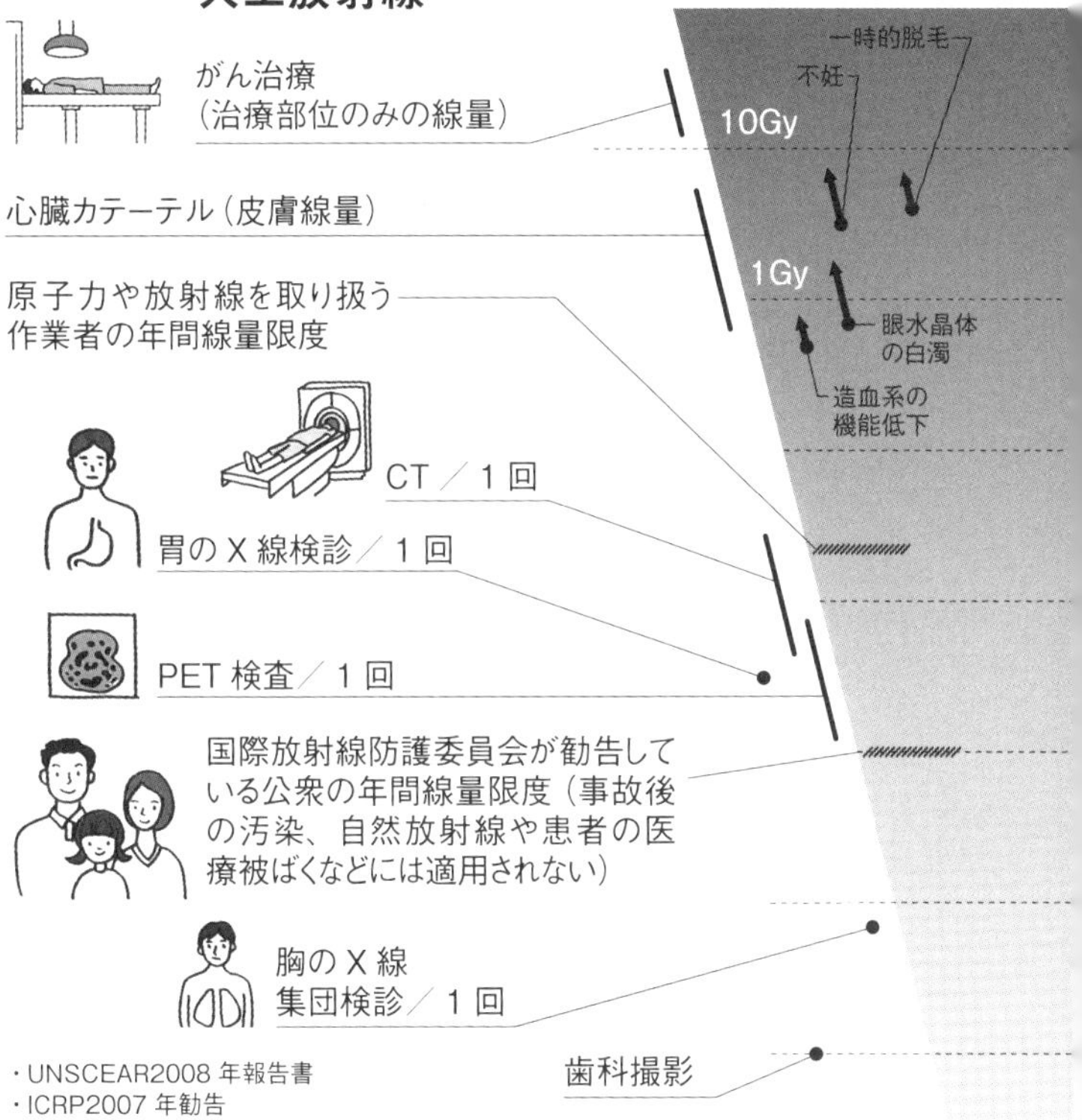

・UNSCEAR2008年報告書
・ICRP2007年勧告
・日本放射線技師会医療被ばくガイドラインなどにより、放医研が作成した（2012年1月）

【ご注意】
数値は有効数字などを考慮した概数です。
目盛（点線）は対数表示になっています。目盛がひとつ上がる度に10倍となります。
この図は、引用している情報が更新された場合、変更される場合があります。

独立行政法人　放射線医学総合研究所　http://www.nirs.go.jp/index.shtml
Ver.120403-1より改変

に、日本放射線影響学会の英文機関誌『Journal of Radiation Research』に発表した、「アスコルビン酸（ビタミンC）の前投与はマウスの大量に放射線を浴びたことによる致命的な胃腸症候群を防御する」というものでした。

一九九九年九月に起こった東海村ＪＣＯ臨界事故で、外部被曝した患者が治療の甲斐なく亡くなられたことを教訓に、急性放射線外部被曝の治療の研究が行われたものです。

その内容は「マウスに十四GY（グレイ）の放射線を照射すると、胃腸の粘膜が剥がれ落ちる致命的な胃腸症候群を起こし、すべてのマウスが二週間で死亡した。しかし、マウスに体重あたり一五〇mg／kgのビタミンCを経口で三日間与えてから放射線を照射すると、二週間後六〇％が生存、二十四日目で四二％が生存し、それ以後六十日までに死亡したマウスはいなかった」というものです。研究者たちは、ビタミンCが活性酸素の生成を抑えることでＤＮＡの損傷を防ぎ、放射線被曝による胃腸粘膜障害を防ぐことができたことを結論としています。

そして、「我々が放射線事故、またはテロに遭遇した直後、放射線で汚染された地域から犠牲者の救出を行う前に、レスキュー隊の隊員がすぐにアスコルビン酸を経口的に摂ることが重要である」と結んでありました。防衛省は、ＪＣＯ臨界事故を教訓にして、事後の準備をしていたのです。

今回の大震災と原発事故のあと、現地で救助作業にあたっていた自衛隊の隊員たちは、全員ビタミンCを服用していたそうです。放射線被曝による障害に対応していたのは自衛隊だけ、東京電力関係者や一般市民には、そうした対応はされていませんでした。

柳澤博士たちは、ビタミンC使用の必要性についてマスコミを含めて各方面に書簡を送ったそうですが、どこからも返事がありませんでした。

原発作業員のがんの遺伝子異常がビタミンC投与で正常化した

さらに、柳澤博士は、知り合いの医師のもとに受診していた福島第一原発で五〜六週間働いた十七人（三十二歳〜五十九歳）の作業員の協力で、がんリスクの検査を行いました。放射線によって血液中の遺伝子が壊れていないかどうか、がんに関連する遺伝子が変化していないかどうかを調べたのです。

十七人のうち四人は、派遣前に超高濃度ビタミンC点滴と抗酸化サプリメントの投与を行いましたが、その四人にがんリスクの上昇は見られませんでした。

事前対策をしないで現地での作業を行った十三人のうち、五人にがんリスクの異常が出ていました。その五人に対して、ビタミンCの点滴治療を月に二回、ビタミンCとセレン、アルファリポ酸、ビタミンE、マルチビタミンのサプリメントを処方して、二カ月後、全ての人のがんリスクの値が減少、期間中に再び原発作業現場に戻った一人を除いて、四人はがん細胞を発生させるのに関連していると思われる遺伝子が正常に戻りました。

このことから、福島第一原発の作業員に、放射線による遺伝子の異常が見られ、特にがんのリスクが高くなっていることが明らかになりましたが、たとえ異常が出てきても、抗酸化サプリメントの経口と点滴投与で、正常に戻ることがわかりました。ビタミンC点滴や抗酸化サプリメントを摂取することで、放射線の被害を少なくする、栄養素で被曝から守ることができるという結論に達しました。

原発作業員や、汚染された地球に住む人々の健康を守る、放射線被曝から守る唯一の方法がビタミンCによるオーソモレキュラー栄養療法です。一日に数gのビタミンCの摂取が、放射線被曝から身体を守ります。

「福島第一原発作業員にがんの遺伝子異常が発現すること、そしてこの遺伝子異常はビタミンC投与により正常に戻る」――二〇一二年五月、柳澤博士はこの結果と考察を、日本、台湾、韓国へ、そしてインターネットで発表しました。しかし、外国のマスコミからは注目されましたが、残念ながら、日本の厚生労働省やマスコミからは、何の反応もなかったそうです。

メモ

■福島第一原発作業員に実際に行った被曝対策（二〇一一年　二カ月間）

高濃度ビタミンC点滴　一回二五g　月二回

サプリメント

リポゾーマル・ビタミンC　一回二g以上　一日二回
アルファリポ酸　一回三〇〇mg以上　一日二回
セレン　一回二〇〇mg以上　一日二回
ビタミンE　一回二〇〇mg以上　一日二回
マルチビタミン・ミネラル　一日二回

放射線の人体への影響

日本だけの問題ではない

一九八六年にチェルノブイリで起こった原発事故では、がん患者が増えただけではありません。放射線の内部被曝による心臓病、神経障害、精神疾患、胃腸疾患、あらゆる障害が報告されています。

チェルノブイリは、福島とは異なり、場所も海岸沿いではなく内陸部で、放射能は風に乗って拡散しました。しかし、福島の場合は海岸沿いで起こった原発事故のため、放射性物質は風で運ばれるだけでなく、潮流に乗って海の中に入って広がっていきます。農作物だけでなく、魚介類にも注意が必要になりました。福島の放射線汚染は日本だけの問題ではありません。地球全体に関わることです。

ある一定の数値を超えたら影響が出るという値を「しきい値」といいます。脱毛や皮膚の潰瘍を起こすほどの放射線の「しきい値」は明らかですが、放射線ががんや白血病などを発生する明確な「しきい値」はありません。どの値までなら安全で、その値を超えると危険、などという放射線の「しきい値」はないと考えるべきです。

この本を執筆している平成二十五年四月時点でも、原発近くの地下貯水槽から放射性物質に汚染された水の漏出が問題となっていますが、東京電力は付近に海につながる排水溝がないことから、「海への流出の可能性はない」とし、健康には問題ないとの見解を出しています。しかし、土にしみこんだ雨水の流れを止めることなどできず、いずれは海にも流れ込むはずです。

外部被曝と内部被曝

放射線は、細胞の遺伝子（DNA）などの重要な部分を傷つけて、人体に悪い影響を及ぼします。放射線が細胞内の水分子を分解し、活性酸素を発生させて遺伝子を傷つけます。活発に分裂する細胞ほど影響を受けやすく、成長が著しい子どもは特に心配です。

放射線被曝には外に存在する放射線源からの「外部被曝」と、体内に取り込まれた放射線を浴びる「内部被曝」があります。

「外部被曝」の場合は、ほとんどの放射能物質は衣類や皮膚で止まるので、入浴や洗髪、衣服の洗濯などで除去できます。これに対して、原子力発電所から放出された放射能物質が空気中に飛散して呼吸や水、食物などで体内に入り込み、そのまま排出されてしまえば問題ないのですが、長期間体内にとどまってしまうと影響を受け続けることになります。

がんは、細胞分裂が盛んなところに出現しやすいのです。成長期にある小さな子どもと、妊婦、特に胎児は放射線の影響を受けやすく、がんのリスクが高いといえます。子どもと女性のケアは、まっさきに行わなくてはいけません。

原発事故で飛散した放射性ヨウ素は甲状腺に蓄積される性質があり、大量に摂取すると十八歳未満の甲状腺がんのリスクが増加するといわれています。甲状腺を守るために、ヨウ素を摂取すれば放射性ヨウ素が甲状腺に蓄積するのを防ぐことができます。国立がんセンターでは、現状の環境での放射線量や、食品出荷規制などの元では健康被害が生じる可能性は低いとは言っていますが、特に乳幼児は、「ヨウ素剤」を服用することで、放射性ヨウ素の甲状腺への吸収、蓄積を抑えることができます。

医師は、こういう正しい情報を国民に伝えていく義務があります。一般の人は、自分と自分の家族の健康は自分で守らなくてはなりません。自分たちにとって最善の方法を選び、自分で判断して行動すべきだと思います。

被曝から身を守るビタミンC

オーソモレキュラー学会では、ビタミンCを用いた栄養療法による放射線被曝予防を、科学的に裏打ちされた被曝対策として提唱しています。人間が本来持っている酸化を防ぐ能力、抗酸化能力を最大に高めることで、放射線被曝による組織障害を予防することが十分に可能です。

強力な抗酸化作用を持つ栄養素の代表がビタミンCです。放射線は体内にフリーラジカルを作り、身体に障害をもたらしますが、十分な量のビタミンCを摂れば、身体を抗酸化状態にすることができてフリーラジカルによる酸化を防ぐことができるのです。

ビタミンCをサプリメントや点滴によって大量に投与すれば、大量の放射線を浴びて遺伝子に異常が出たとしても、再び元に戻すことができることがわかっています。だとすれば、運悪く被曝に遭ったとしても、体調を崩す前にあらかじめビタミンCなどの栄養素を摂取していれば、身を守ることができるのです。

ビタミンCを自己合成できない人間は、意識して毎日摂取しなくてはいけません。ビタミンCは体内にとどまる時間がとても短いので、一日に数回に分けて摂る必要があります。

軽度の放射線障害の場合は、一日八〜一〇gを数回に分けて摂取するのが望ましいとされています。ビタミンCは十二時間ほどで体から出ていきますから、放射線に暴露されている限りは続けて摂取したほうがいいでしょう。

サプリメントでの摂取に加えて、ビタミンCの点滴で抗酸化作用をさらに効果的にすることもできます。海外の研究者たちが推奨する具体的な放射線被曝対策の基本プログラム（成人・小児）（一五二ページ）を参考にして、自分と、家族の健康は自分で守らなくてはなりません。正しい情報を集めて適切な判断をし、行動してください。

メモ

■放射線を利用した湯治場　玉川温泉の岩盤浴

がん患者さんをはじめとしてさまざまな難病の患者さんたちが集まってくる湯治場として有名なのが、玉川温泉の岩盤浴。湯治客の大半は、岩盤の上にゴザを敷いて横になり、温熱浴を行います。この岩盤の下に、微量の放射線を帯びた「北投石」があり、岩盤から放出される微量のラジウムやラドンによって「放射線ホルミシス」（免疫機能を向上させ、身体のあらゆる活動を活性化し、老化を抑制、自然治癒力を高める効果）が期待できるといわれているのです。「北投石」は、通常の石の千〜一万倍の放射線を発しているそうです。「北投石」は、世界でも秋田県の玉川温泉と、台湾の北投地区でしか産出されないことから世界的にも貴重な石で、日本では一九五二年に特別天然記念物に指定されています。放射線も、時には治療として使われているという例です。

点滴療法研究会が提唱する食品の放射性セシウム基準値

成人	10ベクレル/kg以下
小児	5ベクレル/kg以下

十分な食環境を確保するのが難しい場合は抗酸化予備能を高めるビタミンCを摂取する。

放射線被曝対策の基本

抗酸化予備能を高いレベルに保つ
アンチエイジング・がん予防

(1)推奨量のビタミンCを摂取する
　子どもは小児用サプリメントを活用する
(2)他の抗酸化サプリメント(ビタミンE、アルファリポ酸、セレンなど)を加えるのも効果的である
(3)長期の服用をする
(4)抗酸化を促す食事、生活習慣を実行する

放射線被曝対策の基本プログラム（成人）

①ビタミンC　1回　1-2g　1日3〜4回または
　リポスフェリック・ビタミンC　1回　1g　1日2回

②他の抗酸化サプリメントを追加する場合の推奨量
　アルファリポ酸　1回　100〜200mg　1日2回
　セレン　1回　50〜100μg 1日2回
　ビタミンE　1回　100〜200mg　1日2回
　マルチミネラル・ビタミン

アルファリポ酸、セレン、ビタミンEはマルチミネラル・ビタミンに含まれている場合は差し引いて投与

放射線被曝対策の基本プログラム（小児）

①ビタミンC　50〜100mg/kg　または
　リポスフェリック・ビタミンC＜3〜6歳＞　1日0.5包　＜6才〜＞　1日1包
②他の抗酸化サプリメントを追加する場合の推奨量
　セレン 3〜5μg/kg、ビタミンE　6才以下　150mg　7才以上　300mg

ミライオン

体重2kgあたり1錠　→　ビタミンC 60mg/kg に相当
体重10kg　→　5錠（4−6錠）を2〜3回に分けて
体重20kg　→　10錠（9−12錠）を2〜3回に分けて
体重30kg　→　15錠（12−16錠）を2〜3回に分けて

ミライオンの成分（5粒あたり）

・ビタミンC　603.8mg
・セレン　50.00μg
・トコトリエノール　10.00mg
・L−システチン　50.00mg
・ビタミンD　8.45μg(338.0IU)

※ミライオンは点滴療法研究会が発表する「医師の奨める被ばく対策」に基づいた栄養成分が配合された子ども向けサプリメントです。

一般のビタミンC摂取方法

【一般のビタミンCサプリメント】

50～150mg/kg　3～4回に分けて摂取

例：体重60kg →3～9g

　　体重20kg →1～3g

ビタミンCの飲み方：

ビタミンCは腸管からの吸収率が低く、薬理学的効果を発揮するためには大量のビタミンC摂取が必要です。ビタミンCは1回に2.5～3.0g、これを1日に4～6回摂取したときに最大血中濃度になります。しかし、ビタミンCサプリメントは数グラムを越えると下痢や胃腸に不快な症状が出ます。そのため、最初は1回1gを1日4回から始め、少しずつ増量します。もし胃腸症状がでたときには少し減量し、2～3日様子を見ます。何もなければ再び増量を始め、症状の出ない最大量を摂取します。

ビタミンC服用による尿管結石は健康な人にはまれであるといわれています。

リポスフェリック・ビタミンCの摂取方法

【リポスフェリック・ビタミンC】

成人	1日2g（2パック）	分2
小児6才～	1日1g（1パック）	分1
小児3～6才	1日0.5g（1/2パック）	分1

1パックに約0.6mℓのエタノールが含まれている。この量のアルコールは小児のエリキシル剤（液剤）服用に含まれるエタノールと同じ量であるが、これまでに急性アルコール反応酩酊の報告はない。

小児への投与で気になる場合はパックを開封したまま15分ほど置くことで、アルコールを飛ばすことができる。なお、酸化しやすいので数時間以上は開封したまま保存しない。

参考資料

参考資料

ナチュメディカ
点滴療法研究会推奨
点滴療法専用サプリメント

発売元　西本貿易株式会社

●IVC-Series M

1包中:マルチビタミン、ミネラルサプリメント1種類…計6粒
飲み方の目安:朝1包、夕1包

栄養成分表示:1包6粒あたり
エネルギー 12kcal、タンパク質 0.5g、脂質 0.3g、炭水化物 1.9g、ナトリウム 1.4mg、ビタミンA 570.2μg、β-カロテン 4752μg、ビタミンC 457.6mg、ビタミンD 4.6μg、ビタミンE 120mg、ビタミンB_1 45mg、ビタミンB_2 22.5mg、ナイアシン 65.1mg、ビタミンB_6 30mg、葉酸 411.6μg、ビタミンB_{12} 43.9μg、パントテン酸 129.5mg、カルシウム 35.9mg、マグネシウム 126mg、ヨウ素 85.4μg、亜鉛 9mg、セレン 124.3μg、銅 0.9mg、マンガン 2.2mg、クロム 100.2μg、シトラスエキス 44.2mg

●IVC-Series S

1包中ビタミン・ミネラルサプリメント6種類…計8粒
飲み方の目安:朝1包、夕1包

栄養成分表示…1包(8粒)あたり
エネルギー 8kcal、タンパク質 0.1g、脂質 0.1g、炭水化物 1.7g、ナトリウム 2.2mg、ビタミンC 500mg、ビタミンD_3 50μg(2000IU)、カルシウム 200mg、マグネシウム 100mg、亜鉛 15mg、銅 1.5mg、セレン 100μg、α-リポ酸 100mg

●IVC-Series C
1包中ビタミンCサプリメント1種類…計2粒
飲み方の目安…朝1包、昼1包、夕1包、夜1包

栄養成分表示:1包(2カプセル)あたり
エネルギー 5kcal、タンパク質 0g、脂質 0.01g、炭水化物 1.2g
ナトリウム 0.1mg、ビタミンC 1000mg

●α-Lipoic Acid
栄養成分表示:1日摂取量(4カプセル)あたり
エネルギー 5cal、タンパク質 0g、脂質 0.1g、炭水化物 0.9g、ナトリウム 0.5mg
α-リポ酸 400mg

●Anti Aging & Chelation Bottle set
内容
マグネシウム
還元型コエンザイムQ10
亜鉛&銅
ビタミンC

メディカルサプリメント

●ナチュバイタル

1日摂取量の目安／6〜12粒

配合成分:12粒あたり

ビタミンA 1140.4μg、β-カロテン 9504μg、ビタミンC 915.2mg、ビタミンD 9.2μg、ビタミンE 240.1mg、ビタミンB_1 90.5mg、ビタミンB_2 45mg、ナイアシン 130.1mg、ビタミンB_6 60mg、葉酸 823.2μg、ビタミンB_{12} 87.8μg、パントテン酸 259mg、カルシウム 71.8mg、マグネシウム 252mg、ヨウ素 170.9μg、亜鉛 18mg、セレン 248.5μg、銅 1.8mg、マンガン 4.4mg、クロム 200.4μg、シトラスエキス 88.5mg

●ミル・チカラ

1日摂取量の目安／4粒

配合成分:4粒あたり

ビタミンC 300mg、ビタミンE 60mg、亜鉛 10mg、銅 1mg、β-カロテン 3600μg、セレン 75μg、マンガン 3mg、ビルベリーエキス 200mg、イチョウ葉エキス 120mg、フランス海岸松樹皮エキス 20mg、ルチン 30mg、ヘスペリジン 20mg、ブドウ種子エキス 60mg、ルテイン 10mg、リコピン 6mg、ゼアキサンチン 0.4mg

●コエンザイムQ10（かむタイプ）

1日摂取量の目安／1粒

配合成分:1粒あたり

コエンザイムQ10 100mg、レシチン（大豆由来） 150mg、葉酸 200μg

●還元型コエンザイムQ10（ソフトカプセル）

1日摂取量の目安／2カプセル

配合成分／2カプセルあたり

還元型コエンザイムQ10 100mg、レシチン（大豆由来） 135mg、葉酸 70μg

●ビタミンC
1日摂取量の目安／1～2カプセル
配合成分:1カプセルあたり
ビタミンC 500mg

●ビタミンE
1日摂取量の目安／1カプセル
配合成分:1カプセルあたり
ビタミンE(大豆由来) 268mg(d-α-トロフェロール)

●ビタミンD3
1日摂取量の目安／1粒
配合成分:1粒あたり
ビタミンD3 25μg(1000IU)

●VB100
1日摂取量の目安／3粒
配合成分:3粒あたり
ビタミンB_1 100mg、ビタミンB_2 100mg、ビタミンB_6 100mg、ビタミンB_{12} 100μg、ナイアシン 100mg、パントテン酸 100mg、葉酸 100μg、ビオチン 100μg、フォスファチジルコリン 30mg、イノシトール 30mg

●マグネシウム
1日摂取量の目安／2～4カプセル
配合成分2カプセルあたり
マグネシウム 100mg、ビタミンB_1 0.5mg

●セレン
1日摂取量の目安／1〜2粒
配合成分:2粒あたり
セレン 200μg

●亜鉛&銅
1日摂取量の目安／2粒
配合成分:2粒あたり
亜鉛 30㎎、銅 3㎎

●EPA&DHA 1000
1日摂取量の目安／6カプセル
配合成分:6カプセルあたり
EPA 600㎎、DHA 400㎎

●コンドロイチン&グルコサミン
1日摂取量の目安／7粒
配合成分:7粒あたり
コンドロイチン 250㎎、グルコサミン（エビ・カニ由来） 1500㎎、MSM 1000㎎、キャッツクローエキス末 200㎎、黒ショウガエキス末 30㎎

●ALAキレイ
1日摂取量の目安／8粒
配合成分:8粒あたり
α-リポ酸 100㎎、グルコサミン（えび由来） 1500㎎、メチルスルフォニルメタン（MSM） 1000㎎、植物性ステロール 300㎎、ウコン色素（総クルクミン285㎎）300㎎、ブドウ種子エキス 50㎎、ビタミンC 70㎎

●アミノメグリィ
1日摂取量の目安／7～14粒
配合成分:14粒あたり
L-カルニチン 1100mg、アルギニン 215.2mg、バリン 162.2mg、イソロイシン 172.3mg、ロイシン 287.7mg、メチオニン 54.6mg、フェニルアラニン 88.1mg、ヒスチジン 54.6mg、リジン 251.1mg、トリプトファン 49.9mg、トレオニン 201.2mg、アスパラギン酸 310mg、セリン 146.6mg、グルタミン酸 492.1mg、プロリン 174.7mg、グリシン 52.2mg、アラニン 142.7mg、チロシン 77.2mg、システチン 64.7mg

●クロム
1日摂取量の目安／1カプセル
配合成分:1カプセルあたり
クロム 200μg、ビタミンB_1 1mg

●ガンマリノレン酸
1日摂取量の目安／2～4カプセル
配合成分:2カプセルあたり
ガンマリノレン酸 120mg、ビタミンE 3.4mg

●カルシウム&マグネシウム（かむタイプ）
1日摂取量の目安／3粒
配合成分:3粒あたり
カルシウム 250mg、マグネシウム 140mg、ビタミンD 5μg、ビタミンK 100μg

●ヒアルロン酸&コラーゲン
1日摂取量の目安／5～8粒
配合成分:8粒あたり
コラーゲンペプチド 1000mg、ヒアルロン酸 100mg、ビタミンC 160mg、ブドウ種子エキス 50mg、L-シスチン 200mg、植物性ステロール 100mg

●ケルセチンDX(かむタイプ)
1日摂取量の目安/3粒
配合成分:3粒あたり
ビタミンC 100mg、ケルセチン 800mg、パイナップルエキス(パイナップル加工品)200mg、ネトルエキス 50mg

●ギンコ
1日摂取量の目安/2カプセル
配合成分:2カプセルあたり
イチョウ葉エキス 120mg、ビタミンB_6 1mg、ビタミンB_1 21.2μg

●ミルクシスル
1日摂取量の目安/3~4粒
配合成分:3カプセルあたり
ミルクシスエキス 450mg(シリマリン80%含有)、西洋タンポポエキス 60mg

●PMSサポート
1日摂取量の目安/2~3カプセル
配合しているハーブ:チェストツリー、ブラックコホシュ、パッションフラワー、西洋タンポポ、マリアアザミ、レモンバーム、ネトル

●おいしい葉酸
1日摂取量の目安/1粒
配合成分:1粒あたり
葉酸 400μg

参考資料

超高濃度ビタミンC点滴療法のできる医療施設一覧

（2013年5月31日現在・点滴療法研究会会員

北海道

SAM　CLINIC／医師:清水　研吾
〒004-0033　北海道 札幌市厚別区上野幌3条6丁目5-6　TEL:011-215-6120

たけだ皮膚科スキンケアクリニック／医師:武田　修
〒004-0063　北海道 札幌市厚別区厚別西三条6丁目700-90　TEL:011-891-8811

医療法人　五月会　小笠原クリニック札幌病院／医師:小笠原　篤夫
〒005-0850　北海道 札幌市南区真駒内上町1-1-25 グリーンプラザ真駒内公園ビル
TEL:011-582-1200

緑の森皮膚科クリニック／医師:森　尚隆
〒060-0002　北海道 札幌市中央区北2条西3丁目 朝日生命札幌ビル5F
TEL:011-221-0002

クリニーク アンジェ　牧山内科／医師:牧山　九重
〒063-0003　北海道 札幌市西区山の手3条12丁目1-34　TEL:011-632-0123

医療法人社団ゆほな会　はやしたくみ女性クリニック／医師:林　巧
〒064-0820　北海道 札幌市中央区大通西25丁目1-2 ハートランド円山3階
TEL:011-640-8845

えんどう桔梗こどもクリニック／医師:遠藤　明
〒041-0808　北海道 函館市桔梗5-7-16　TEL:0138-47-3011

医療法人社団貴優会　くがメディカルクリニック／医師:久我　貴
〒041-0808　北海道 函館市桔梗4丁目1-5　TEL:0138-34-3800

医療法人社団　竹桜会　小関内科医院／医師:小関　純一
〒080-2469　北海道 帯広市西19条南2丁目27-12　TEL:0155-36-3535

医療法人緑葉会　グリーン皮膚科クリニック／医師:安倍　将隆
〒080-2473　北海道 帯広市西23条南2丁目16-41　TEL:0155-61-1212

医療法人サンライブ　杉元内科医院／医師:杉元　重治
〒085-0052　北海道 釧路市中園町24-10　TEL:0154-22-2261

医療法人社団　芳佑会　高柳クリニック／医師:高柳　芳記
〒085-0841　北海道 釧路市南大通1-3-5　TEL:0154-43-0211

青森県

康安外科内科医院／医師:鳴海　康方
〒036-8336　青森県 弘前市栄町 1-2-6　TEL:0172-33-6262

秋田県

あきたすてらクリニック／医師:長谷川　時生
〒010-0851　秋田県 秋田市手形字西谷地 1-2 ラ・ボア・ラクテ1F　TEL:018-874-7411

松浦医院／医師:松浦　麗子
〒011-0936　秋田県 秋田市将軍野南 1-14-73　TEL:018-845-4768

山形県

十日町ようこクリニック／医師:深瀬　洋子
〒990-0031　山形県 山形市十日町 3-2-8 クレス十日町 1階　TEL:023-623-9200

宮城県

一番町きじまクリニック／医師:木島 穣二
〒980-0811　宮城県 仙台市青葉区一番町三丁目6-1 一番町平和ビル5階
TEL:022-222-1071

市川内科電力ビルクリニック／医師:市川　恒次
〒980-0811　宮城県 仙台市青葉区一番町 3-7-1 電力ビル2F　TEL:022-262-5755

福島県

かみや内科クリニック／医師:菅原　慎一
〒963-3401　福島県 田村郡小野町大字小野新町字宿ノ後 33　TEL:0247-72-3212

古川産婦人科／医師:隅越　かつ子
〒963-8871　福島県 郡山市本町 2-10-11　TEL:024-922-1155

ロマリンダクリニック／医師:富永　國比古
〒963-8002　福島県 郡山市駅前 2-11-1　TEL:024-924-1161

たまち歯科医院／医師:佐久間　弘
〒969-0227　福島県 西白河郡矢吹町田町 191-4　TEL:0248-44-4889

茨城県

ソフィア A.C. クリニック／医師:照沼　秀也
〒310-0851　茨城県 水戸市千波町 864-1　TEL:029-305-0107

岩間東華堂クリニック／医師:岩間　誠
〒310-0026　茨城県 水戸市泉町 3-1-30 岩間東華堂ビル　TEL:029-300-7110

栃木県

国際医療福祉大学病院／医師:一石　英一郎
〒329-2763　栃木県 那須塩原市井口 537-3 国際医療福祉大学病院　内科学教授
TEL:0287-37-2221

藤沼医院／医師:藤沼　秀光
〒329-0523　栃木県 河内郡上三川町梁 347　TEL:0285-53-7105

群馬県

医療法人　松寿会　松山医院／医師:松山　淳
〒371-0026　群馬県 前橋市大手町 2-4-5 松寿会統合医療点滴センター
TEL:027-221-5297

前橋温泉クリニック／医師:岩波　佳江子
〒371-0047　群馬県 前橋市関根町 31-2 街区　TEL:027-230-1139

医療法人社団　敬寿会　伊香保クリニック／医師:新倉　保美
〒377-0102　群馬県 渋川市伊香保町伊香保 99-4　TEL:0279-72-4114

埼玉県

あいあいクリニック／医師:塚本　善峰
〒330-0854　埼玉県 さいたま市大宮区桜木町 2-4-14 堀口ビル3F　TEL:048-650-5005

青空ひだまり内科クリニック／医師:鈴木　功一
〒336-0962　埼玉県 さいたま市緑区大字大野田 658　TEL:048-812-0220

医療法人社団　愛和病院／医師:丸山　規雄
〒344-0117　埼玉県 春日部市金崎 702-1　TEL:048-746-7071

千葉県

医療法人社団成風会　タカハシクリニック／医師:高橋　薫
〒270-0001　千葉県 松戸市幸田 2-72　TEL:047-394-2211

医療法人社団 成風会 カム クリニック／医師：武田　淳史
〒270-0001　千葉県 松戸市幸田 2-73-1　TEL：047-710-0990

シャルムクリニック／医師：桜井　直樹
〒270-2223　千葉県 松戸市秋山 68-12　TEL：047-710-7788

船橋駅前内科クリニック／医師：篠田　暁与
〒273-0005　千葉県 船橋市本町 7-6-1 船橋ツインビル東館 6F　TEL：047-406-5515

船橋ゆーかりクリニック／医師：寺田　伸一
〒273-0005　千葉県 船橋市本町 5-3-5 伊藤 LK ビル 4F　TEL：0120-12-4103

医療法人社団　徳照会　いとう耳鼻咽喉科／医師：伊藤　宏文
〒274-0824　千葉県 船橋市前原東 2-23-2　TEL：047-473-8733

医療法人社団　清美会　マリンクリニック／医師：三橋　清
〒279-0012　千葉県 浦安市入船 4-1-1　新浦安中央ビル 2F　TEL：047-382-3838

医療法人社団洋光会　協和医院／医師：斎間　頼子
〒288-0801　千葉県 銚子市唐子町 8-33　TEL：0479-30-4855

くが歯科医院／医師：久我　哲也
〒299-4403　千葉県 長生郡睦沢町上市場 924 くが歯科医院　TEL：0475-44-2580

東京都

アベ・腫瘍内科・クリニック／医師：阿部　博幸
〒102-0072　東京都 千代田区飯田橋 1-3-2 曙杉館ビル 9F　TEL：03-6380-8031

健康増進クリニック／医師：水上　治
〒102-0074　東京都 千代田区九段南 4-8-21 山脇ビル 5F　TEL：03-3237-1777

辻クリニック／医師：辻　直樹
〒102-0083　東京都 千代田区麹町 6-6-1 長尾ビル 8階　TEL：03-3221-2551

医療法人社団多久美会みきクリニック市ヶ谷院／医師：多久嶋　美紀
〒102-0074　東京都 千代田区九段南 4-8-35 本間ビル 1F　TEL：03-3234-5421

三番町ごきげんクリニック／医師：澤登　雅一
〒102-0075　東京都 千代田区三番町 8-1　三番町東急アパートメント1101号室
TEL：03-3237-0072

医療法人社団喜美会　自由が丘クリニック／医師：古山　登隆
〒103-0023　東京都 目黒区八雲 3-12-10 パークヴィラ 2F　TEL：03-5701-2500

ソフィアイーストクリニック日本橋／医師：尾崎　道郎
〒103-0027　東京都 中央区日本橋 3-4-11 マツオカビル 5階　TEL：03-5204-0567

銀座上符メディカルクリニック／医師：上符　正志
〒104-0061　東京都 中央区銀座 2-7-10銀座ワカホ第 2ビル6階　TEL：03-5524-5588

医療法人社団　スクエアクリニック／医師：田中　早苗
〒104-0061　東京都 中央区銀座 5-8-16 ファンケル銀座スクエア6F　TEL：03-5537-2548

麻布十番まなみウィメンズクリニック／医師：今井　愛
〒106-0045　東京都 港区麻布十番 1-5-19 ラトリエメモワールビル 2階　TEL：03-3405-0928

医療法人社団健若会　赤坂 AA クリニック／医師：森　吉臣
〒107-0052　東京都 港区赤坂 3-13-10 新赤坂ビル 5階　TEL：03-3585-1211

クリニカメディカ東京／医師：吉田　靖志
〒107-0061　東京都 港区北青山 3-5-4 青山高野ビル 8階　TEL：03-6846-9838

ブルークリニック青山／医師：内藤　眞禮生
〒107-0062　東京都 港区南青山 1-2-6 ラティス青山 406　TEL：03-6692-9971

クリニックやなぎさわ／医師：柳澤　紘
〒108-0074　東京都 東京都港区高輪 4-10-31-934 品川プリンスレジデンス
TEL：03-5739-0222

東京トータルライフクリニック／医師：馬渕　茂樹
〒111-0034　東京都 台東区雷門 2-6-3ユニカ雷門ビル 2階　TEL：03-5806-9871

文京クリニック／医師：倉根　修二
〒113-0022　東京都 文京区千駄木 1-23-3 カーサリーナ千駄木　TEL：03-3823-6614

つるかめクリニック／医師：高橋　正樹
〒132-0031　東京都 江戸川区松島 1-41-20 グランソレイユ 2F　TEL：03-5879-2100

医療法人社団七海会　内田医院／医師：内田　千秋
〒135-0016　東京都 江東区東陽 3-27-32 玉河ビル 4F　TEL：03-5677-5677

医療法人社団 TIK 大手町さくらクリニック in 豊洲／医師：西山　寿子
〒135-0061　東京都 江東区豊洲 3-2-20 豊洲フロント2F　TEL：03-6219-5688

フジテレビ湾岸スタジオビル診療所／医師：熊谷　和浩
〒135-0064　東京都 江東区青海 2-3-23-1F　TEL：03-5530-9860

医療法人社団　盛心会　タカラクリニック／医師：高良　毅
〒141-0022　東京都 品川区東五反田 2-3-2 タイセイビル 9F　TEL：03-5793-3623

医療法人社団　友徳発心会　ひめのともみクリニック／医師：姫野　友美
〒141-0032　東京都 品川区大崎 4-1-2 ウィン第2五反田ビル4階　TEL：03-5436-7351

蒲田よしのクリニック／医師：吉野　真人
〒144-0052　東京都 大田区蒲田 5-27-10 蒲田 TK ビル 1階　TEL：03-6424-7071

岩田レディースクリニック／医師：岩田　美智恵
〒145-0071　東京都 大田区田園調布 1-6-11 1F　TEL：03-3722-1272

東海渡井クリニック／医師：渡井　健男
〒143-0001　東京都 大田区東海 3-2-1 大田市場内事務棟 2F　TEL：03-5492-2711

表参道首藤クリニック／医師：首藤　紳介
〒150-0001　東京都 渋谷区神宮前 5-2-19 表参道山田ビル 1F　TEL：03-6450-5447

つのおクリニック／医師：角尾　彰信
〒150-0002　東京都 渋谷区渋谷 3-9-9 東京建物渋谷ビル 1F　TEL：03-5464-5515

渋谷塚田クリニック／医師：塚田　博
〒150-0031　東京都 渋谷区桜丘町 11-2 フィオーレ桜丘 1F　TEL：03-5728-6881

医療法人　回生會 新宿溝口クリニック／医師：溝口　徹
〒160-0022 東京都 新宿区新宿 2-3-11　御苑前 311ビル 5F　TEL：03-3350-8988

美容外科・美容皮膚科　青い鳥／医師：坂田　修治
〒152-0035　東京都 東京都目黒区自由が丘 1–29–17 夢の樹ヒルズ 2F
TEL：03-6421-3202

医療法人 KYG 医療会　ハタイクリニック／医師：西脇　俊二
〒153-0065　東京都 目黒区中町 2-47-22 統合医療ビル　TEL：03-3719-8598

医療法人社団　良優会　駒沢腎クリニック／医師：中村　良一
〒154-0012　東京都 世田谷区駒沢 1-19-8 アーバネスト駒沢 3階　TEL：03-3411-7377

医療法人社団 鶴松会　成城松村クリニック／医師：松村　圭子
〒157-0073　東京都 世田谷区砧 8-23-3　TEL：03-5727-0878

アウルタワー　デンタルヘルスケアクリニック／医師：竹山　阿津子
〒170-0013　東京都 豊島区東池袋 4-21-1 アウルタワーオフィス B101　TEL：03-5391-4880

医療法人 翠宏会　たじま医院／医師：石井　宏則
〒171-0014　東京都 豊島区池袋 2丁目 61番 5号 エシール K.T　1F　TEL：03-3971-0388

南池袋クリニック／医師：千村　晃
〒171-0022　東京都 豊島区南池袋 2-12-9 KKビル 2F　TEL：03-5950-1881

目白ポセンシアクリニック／医師：永久　晶浩
〒171-0031　東京都 豊島区目白 3-5-12　TEL：03-5983-8061

岡田クリニック／医師：岡田　匡司
〒180-0004 東京都 武蔵野市吉祥寺本町 1-4-14 ミヤケビル 5F　TEL：0422-26-9029

社会福祉法人浴光会　国分寺病院内　浴光アンチエイジングセンター／医師：高木　智匡
〒185-0014　東京都 国分寺市東恋ヶ窪 4-2-2　TEL：042-313-7766

二俣尾診療所／医師：馬場　潤
〒198-0171　東京都 青梅市二俣尾 4-954-1　TEL：0428-78-8981

神奈川県

こだま診療所／医師：児玉　文雄
〒211-0006　神奈川県 川崎市中原区丸子通 1-403-10　TEL：044-589-4600

武蔵小杉内科・漢方・循環器／医師：横瀬　友好
〒211-0011　神奈川県 川崎市中原区下沼部 1810-1 シティハウス武蔵小杉 2階
TEL：044-430-1248

ふるたクリニック／医師：古田　一徳
〒215-0011　神奈川県 川崎市麻生区百合丘 1-19-2 司生堂ビル1階　TEL：044-959-5116

横浜クリニック／医師：青木　晃
〒221-0835　神奈川県 横浜市神奈川区鶴屋町 1-7-12 ハウスプラン横浜ビル 2F
TEL：045-290-5315

菊名記念病院／医師：山本　芳子
〒222-0011　神奈川県 横浜市港北区菊名 4-4-27　TEL：045-434-5600

イーハトーヴ　クリニック／医師：萩原　優
〒225-0002　神奈川県 横浜市青葉区美しが丘 2-18-9 ニューライフビル 202
TEL：045-902-7240

たまプラーザ南口胃腸内科クリニック／医師：平島　徹朗
〒225-0003　神奈川県 横浜市青葉区新石川 3-14-12　TEL：045-914-7666

医療法人　南武クリニック／医師：三枝　由紀子
〒230-0001　神奈川県 横浜市鶴見区矢向 4-7-21 ライオンズビル尻手 4F
TEL：045-571-8806

医療法人社団　恵希会　やまざき歯科医院／医師：山崎　良和
〒235-0023　神奈川県 横浜市磯子区森 1-7-10 トワイシア横浜磯子 304
TEL：045-753-8081

関田医院／医師：半田　真一
〒235-0023　神奈川県 横浜市磯子区森 2-25-16　TEL：045-752-3026

堀口クリニック／医師：堀口　速史
〒244-0816　神奈川県 横浜市戸塚区上倉田町 498-11 第 5吉本ビル1階
TEL：045-869-6464

スピックサロン・メディカルクリニック／医師：柳澤　厚生
〒248-0006　神奈川県 鎌倉市小町 2-12-30 BM ビル 3F　TEL：0467-22-3000

かしわぎクリニック／医師：柏木　利幸
〒252-1103　神奈川県 綾瀬市深谷 3950−1　TEL：0467-71-0307

医療法人社団　加藤医院／医師：加藤　浩平
〒253-0053　神奈川県 茅ヶ崎市東海岸 2-1-52 茅ヶ崎メディカルビル 1F
TEL：0467-82-2602

新潟県

ヒルズクリニック／医師：水野　春芳
〒955-0803　新潟県 三条市月岡 1丁目 23番 43号　TEL：0256-64-7451

クララクリニック／医師：八木澤　久美子
〒950-2002　新潟県 新潟市西区青山 5-8-1 オーシャンビュー青山 204
TEL：025-232-4134

たかおクリニック／医師：矢沢　隆夫
〒955-0081　新潟県 三条市東裏館 2-21-36 ㈱佐藤産業ビル 3F　TEL：0256-47-1783

石川県

ナガサト太陽クリニック／医師：永里　敦
〒920-1152　石川県 金沢市田上第 5土地区画整理地 10街区 2-2　TEL：076-222-7787

山中温泉医療センター／医師：近澤　博夫
〒922-0193　石川県 加賀市山中温泉上野町ル 15−1　TEL：0761-78-0301

北村内科医院／医師：北村　康
〒924-0865　石川県 白山市倉光 7-41　TEL：076-274-3800

富山県

医療法人ホスピィー　浦田クリニック／医師：浦田　哲郎
〒937-0805　富山県 魚津市本江 1-26　TEL：0765-22-5053

山梨県

原口内科・腎クリニック／医師：本杉　愛
〒400-0115　山梨県 甲斐市篠原 2975-1　TEL：055-267-5500

長野県

はたクリニック／医師:羽田　原之
〒390-0876　長野県 松本市開智 2-3-48-6　TEL:0263-33-0667

まるやまファミリークリニック／医師:丸山　哲弘
〒395-0157　長野県 飯田市大瀬木 1106-2　TEL:0265-32-1666

岐阜県

えんどうインプラント矯正歯科クリニック／医師:遠藤　為成
〒501-3803　岐阜県 関市西本郷通 2-2-17　TEL:0575-24-6900

医療法人　崇仁会　船戸クリニック／医師:船戸　崇史
〒503-1382　岐阜県 養老郡養老町船附 1344　TEL:0584-35-3335

医療法人梶の木会　梶の木内科医院／医師:梶　尚志
〒509-0201　岐阜県 可児市川合 2340-1　TEL:0574-60-3222

静岡県

吉村眼科内科医院／医師:吉村　尚美
〒411-0824　静岡県 三島市長伏 224−7　TEL:055-984-1333

みず乃痛みのクリニック／医師:大島　千枝
〒411-0848　静岡県 三島市緑町 4−11 グリーンタウンタナカ1F　TEL:055-972-8113

医療法人慈友会　トモノ医院／医師:伴野　隆久
〒420-0833　静岡県 静岡市葵区東鷹匠町 24　TEL:054-245-6236

医療法人社団俊風会　ティースエクセレントクリニック／
医師:伊藤　俊英・三輪　有美子
〒430-0947　静岡県 浜松市中区松城町 211-3　TEL:053-415-8888

クリニック　デュ　ソレイユ／医師:石田　秀樹
〒434-0041　静岡県 浜松市浜北区平口 2663-1　TEL:053-585-4800

鈴木クリニック／医師:鈴木　浩三
〒438-0006　静岡県 磐田市寺谷 338-2　TEL:0538-38-3222

愛知県

医療法人　広瀬クリニック／医師:木許　泉
〒448-0858　愛知県 刈谷市若松町 6−37　TEL:0566-24-6622

統合医療　希望クリニック／医師：堀田　由浩
〒450-0003　愛知県 名古屋市中村区名駅南1丁目19-27 エムシェルビル6F
TEL：052-485-5717

医療法人総合麻里メディカル　清里記念クリニック／医師：鈴木　麻里
〒452-0817　愛知県 名古屋市西区二方町40 イオンモゾワンダーシティ4階
TEL：052-506-0222

加藤内科クリニック／医師：加藤　久視
〒461-0013　愛知県 名古屋市東区飯田町34　TEL：052-935-6000

小林歯科医院／医師：小林　義昌
〒467-0806　愛知県 名古屋市瑞穂区瑞穂通8-8 共栄ビル2F　TEL：052-851-3715

医療法人　仁徳会　大川外科胃腸科クリニック／医師：大川　洋史
〒480-0102　愛知県 丹羽郡扶桑町高雄伊勢帰133–2　TEL：0587-92-3155

医療法人　白山会　白山外科クリニック／医師：寺澤　利昭
〒487-0034　愛知県 春日井市白山町5-21-8　TEL：0568-51-5552

医療法人　こいで耳鼻咽喉科／医師：小出　明美
〒488-0015　愛知県 尾張旭市三郷町栄10　TEL：0561-53-3711

医療法人香風会　こだま内科クリニック／医師：児玉　佳久
〒491-0858　愛知県 一宮市栄四丁目1番1　TEL：0586-71-1270

滝歯科医院　メディカルサロン ナチュラルデンティストリー／医師：瀧　昌弘
〒491-0859　愛知県 一宮市本町1-4-19　TEL：0586-72-2351

三重県

SONO　メディカル美容＆ヘルスケアクリニック／医師：吉田　輝也
〒510-0944　三重県 四日市市笹川3-35-3F　TEL：059-325-7148

医療法人友愛会　慶友整形外科／医師：中村　俊夫
〒511-0853　三重県 桑名市増田599-1　TEL：0594-23-8800

医療法人　三友会　桑員クリニック／医師：橋爪　勝
〒511-0923　三重県 桑名市大字桑部589-1　TEL：0594-23-0208

医療法人　飛鳥メディカルクリニック／医師：山口　透
〒514-0016　三重県 津市乙部5-3 フェニックス メディカルセンタービル内
TEL：059-213-7615

西井一浩クリニック／医師：西井　一浩
〒515-0011　三重県 松坂市高町1-17 TEL：0598-52-2410

滋賀県

医療法人　祐森クリニック／医師：祐森　泰郎
〒520-0522　滋賀県 大津市和邇中浜 460-1 TEL：077-594-5611

小児科おくだ医院／医師：奥田　晃朗
〒520-0813　滋賀県 大津市丸の内町 9-35　TEL：077-510-0620

京都府

村上内科医院／医師：村上　正志
〒607-8041　京都府 京都市山科区四ノ宮　垣ノ内町 1　TEL：075-501-2551

大阪府

尾崎クリニック／医師：尾崎　晋一
〒509-8126　大阪府 堺市東区大美野 150–5　TEL：072-234-3001

大北メディカルクリニック／医師：松永　敦
〒530-0001　大阪府 大阪市北区梅田 1-12-17 梅田スクエアビル 4F　TEL：06-6344-0380

みうらクリニック／医師：三浦　直樹
〒530-0044　大阪府 大阪市北区東天満 1-7-17 東天満ビル 9F　TEL：06-6135-5200

アクアメディカルクリニック／医師：石黒　伸
〒541-0054　大阪府 大阪市中央区南本町 3-1-12 カネセ中央ビル　TEL：06-6281-9600

高島クリニック／医師：高島　正広
〒542-0081　大阪府 大阪市中央区南船場 3-8-7 三栄ムアビル 10F1001 号
TEL：06-6253-3444

医療法人仁善会　田中クリニック／医師：田中　善
〒544-0024　大阪府 大阪市生野区生野西 2–3–8 電気館ビル 1階　TEL：06-6711-3770

CS クリニック／医師：大井　節子
〒550-0003　大阪府 大阪市西区京町堀 1-8-5 明星ビル 1F　TEL：06-6448-3653

岡藤クリニック／医師：岡藤　龍正
〒556-0021　大阪府 大阪市浪速区幸町 1-2-2　TEL：06-6568-7308

たけのこクリニック／医師：安田　優
〒565-0821　大阪府 大阪府吹田市山田東　1–11–1　TEL：06-6877-2236

医療法人秋桜会　守口秋桜会クリニック／医師：森嶌　淳友
〒570-0078　大阪府 守口市平代町 8-1 ナービス守口平代 2F　TEL：06-6991-1000

たかはま歯科医院／医師：高濱　勉
〒573-0125　大阪府 枚方市津田駅前 2丁目 17–1–108 グランコープ津田 1F
TEL：072-896-1180

医療法人真勇会　並河歯科クリニック／医師：並河　勇人
〒581-0091　大阪府 八尾市南植松町 1-1-1　アーバンライフ浅尾 1階
TEL：072-992-8548

たけい産婦人科クリニック／医師：竹井　啓裕
〒584-0071　大阪府 富田林市藤沢台 1-4-1　TEL：0721-28-4103

兵庫県

井之上メディカルクリニック／医師：井之上　容子
〒650-0012　兵庫県 神戸市中央区北長狭通 2-5-9 グランドプラザトーアビル 4F
TEL：078-325-1585

アートセンター歯科／医師：大西　正宏
〒651-0055　兵庫県 神戸市中央区熊内橋通 7-1-13 神戸芸術センター 4F
TEL：078-231-1115

いしはらクリニック／医師：石原　豊子
〒651-0096　兵庫県 神戸市中央区雲井通 6-1-5-2F　TEL：078-261-8971

医療法人社団　くぼクリニック／医師：久保　清景
〒655-0003　兵庫県 神戸市垂水区小東山本町 3–2–28 トリプル A クリニックビル 202
TEL：078-784-0770

脇坂循環器内科医院／医師：吉田　和弘
〒661-0041　兵庫県 尼崎市武庫の里 1-19-10　TEL：06-6433-0001

みやけ内科クリニック／医師：三宅　光富
〒662-0977　兵庫県 西宮市神楽町 11-27 ブルーノ夙川 2F　TEL：0798-23-3899

ユニコの森　村上こどもクリニック／医師：村上 博
〒663-8034　兵庫県 西宮市長田町 1-20　TEL：0798-69-0335

ほりいクリニック／医師：堀井　高久
〒663-8229　兵庫県 西宮市今津社前町 2-5-104　TEL：0798-33-1036

SINGA 宝塚クリニック／医師：林　博文
〒665-0844　兵庫県 宝塚市武庫川 3-7　TEL：0797-87-1263

大家神経科医院／医師：仲宗根　敏之
〒670-0806　兵庫県 姫路市 増位新町 1-8-3 メゾン花北 1F　TEL：079-225-0037

奈良県

鷲家診療所／医師：勝城　悦郎
〒633-2422　奈良県 吉野郡東吉野村鷲家 1744　TEL：0746-42-0507

医療法人　青心会　郡山青藍病院／医師：野中　家久
〒639-1136　奈良県 大和郡山市本庄町 1-1　TEL：0743-56-8000

和歌山県

医療法人　丸山診療所　T-cube メディカルクリニック／医師：丸山　晋右
〒644-0011　和歌山県 御坊市湯川町財部 646-11　TEL：0738-22-6428

島根県

真理渡部歯科クリニック／医師：渡部　真理
〒690-0887　島根県 松江市殿町 111 松江センチュリービル1F　TEL：0852-23-4182

医療法人　くろたに内科クリニック／医師：黒谷　浩史
〒698-0001　島根県 益田市久城町 912-1　TEL：0856-23-7737

松本医院／医師：松本　祐二
〒699-5132　島根県 益田市横田町 429-23　TEL：0856-25-2611

岡山県

安田内科医院／医師：安田　英己
〒700-0862　岡山県 岡山市北区清輝本町 3-28　TEL：086-222-5718

医療法人　輝鳳会　岡山がんクリニック／医師：天野　洋之
〒700-0913　岡山県 岡山市北区大供 2-1-1 セシルビル1階　TEL：086-226-6621

すばるクリニック／医師：伊丹　仁朗
〒710-0253　岡山県 倉敷市新倉敷駅前 2-29　TEL：086-525-8699

医療法人　春洋会　青井医院／医師：青井　一展
〒706-0011　岡山県 玉野市宇野 2-32-7　TEL：0863-21-4370

医療法人天佑会　木田医院／医師：木田　恵子
〒707-0061　岡山県 美作市中山 1482-3　TEL：0868-72-4373

尾島クリニック／医師：八代　由里子
〒716-0028　岡山県 高梁市柿木町 5　TEL：0866-22-2385

広島県

かいせいクリニック／医師:海生　英二郎
〒730-0017　広島県 広島市中区鉄砲町 5-7 広島偕成ビル7階　TEL:082-224-1111

Animal Care-Hospital ALOHA／医師:麻生　暁秀
〒721-0942　広島県 福山市引野町 5-12-5　TEL:084-983-0232

医療法人康知会　広大前皮ふ科内科／医師:澤木　知子
〒739-0044　広島県 東広島市西条町下見 4471-2 マンション香月 103
TEL:082-493-5650

山口県

くだまつ美里ハートクリニック／医師:和崎　雄一郎
〒744-0073　山口県 下松市美里町 4丁目 10-25　TEL:0833-48-3310

梅風診療所／医師:沼田　光生
〒745-0076　山口県 周南市梅園町 1丁目 38 トレーフル・プリュス 2F
TEL:0834-33-0889

山口嘉川クリニック／医師:田村　周
〒754-0897　山口県 山口市嘉川 1360-6 宇部市営バス免地バス停前
TEL:083-988-0788

香川県

医療法人社団みとし会　クニタクリニック／医師:大西　敏行
〒768-0040　香川県 観音寺市柞田町甲 1888-1　TEL:0875-25-1577

医療法人社団　桑島内科医院／医師:桑島　靖子
〒769-2601　香川県 東かがわ市三本松 751　TEL:0879-25-0771

愛媛県

久保クリニック／医師:久保　勝彦
〒790-0821　愛媛県 松山市木屋町 2丁目 5-2　TEL:089-924-3566

立花クリニック／医師:仲田　裕
〒790-0966　愛媛県 松山市立花 3-3-25　TEL:089-987-6680

久保皮膚科クリニック／医師:久保　映子
〒794-0062　愛媛県 今治市馬越町 3丁目 3番 38号　TEL:0898-34-1211

医療法人社団　樹人会　北条病院／医師：村上　公則
〒799-2438　愛媛県 松山市河野中須賀 288-5　TEL：089-993-1200

高知県

医療法人太陽会　うしおえ太陽クリニック／医師：野中　一興
〒780-8018　高知県 高知市竹島町 13-1　TEL：088-805-0070

福岡県

つるどめ乳腺・大腸・肛門クリニック／医師：鶴留　洋輔
〒800-0206　福岡県 北九州市小倉南区葛原東三丁目 2番 7号　TEL：093-471-0881

医療法人　あおば　かたやま脳外科内科クリニック／医師：片山　成二
〒802-0981　福岡県 北九州市小倉南区企救丘 3-17-3　TEL：093-961-0019

中島こうやクリニック／医師：中島　孝哉
〒811-1213　福岡県 筑紫郡那珂川町中原 2-127 博多南駅前医療ビル 2F
TEL：092-954-1611

医療法人　専心会　木村専太郎クリニック／医師：木村　専太郎
〒811-1344　福岡県 南区三宅 3-16-18 パーク・サンリヤン大橋 A 棟 101号
TEL：092-554-8800

医療法人三誠会　ひまわり病院／医師：高崎　正直
〒811-2304　福岡県 粕屋郡屋町大字仲原 88-1　TEL：092-938-1311

医療法人　林外科医院／医師：林　裕章
〒811-4175　福岡県 宗像市田久 4-15-12　TEL：0940-33-5577

山本診療所／医師：山本　哲郎
〒812-0011　福岡県 福岡市博多区博多駅前 3-9-1　TEL：092-414-7063

医療法人聖療会　青木胃腸科・内科／医師：青木　優美
〒812-0041　福岡県 福岡市博多区吉塚 7-1-50　TEL：092-611-7806

医療法人　柏愛会　林整形外科医院／医師：林　廣青
〒812-0854　福岡県 福岡市東月隈 4-1-20　TEL：092-503-2828

医療法人　田中宏明・内科胃腸科クリニック／医師：田中　宏明
〒814-0142　福岡県 城南区片江 4-1-6　TEL：092-864-0007

医療法人 FAA おおつかクリニック／医師：大塚　由美
〒814-0165　福岡県 福岡市早良区次郎丸 2-10-43 次郎丸クリニックビル 2階
TEL：092-874-8171

中村博整形外科医院／医師：　中村　博
〒815-0041　福岡県 福岡市南区野間 4-18-26　TEL：092-554-1700

医療法人　喜和会　喜多村クリニック／医師：喜多村　邦弘
〒816-0935　福岡県 大野城市錦町 4-3-8　TEL：092-581-6640

医療法人社団　天佑会　きむらしろうクリニック／医師：木村　史郎
〒819-0022　福岡県 福岡市西区福重 5丁目 1-41　TEL：092-892-4600

医療法人天真会　すずき内科クリニック／医師：鈴木　信行
〒822-0008　福岡県 直方市湯野原 2丁目 2-6-101　TEL：0949-29-6788

医療法人恵有会　森山整形外科医院／医師：森山　和幸
〒830-0027　福岡県 久留米市長門石 2-9-63　TEL：0942-30-1625

医療法人　野田萬里クリニック／医師：野田　萬里
〒837-0913　福岡県 大牟田市岩本 2667-1　TEL：0944-50-0202

佐賀県

レディースクリニック　山田産婦人科／医師：山田　孝之
〒841-0056　佐賀県 鳥栖市蔵上 2-186　TEL：0942-84-4656

医療法人　まごころ医療館／医師：中川原　三和子
〒841-0056　佐賀県 鳥栖市蔵上 2-210　TEL：0942-87-5002

医療法人　古賀医院　あさひクリニック／医師：三浦　一秀
〒841-0066　佐賀県 鳥栖市儀徳町 2907-1　TEL：0942-84-5319

長崎県

医療法人　さくら形成クリニック／医師：鬼塚　圭子
〒852-8053　長崎県 長崎市葉山 1丁目 44-1　TEL：095-855-0025

医療法人博道会　大串歯科医院／医師：大串　博
〒857-1151　長崎県 佐世保市 日宇町 678-3　TEL：0956-34-2063

波佐見病院／医師：岡崎　敏幸
〒859-3726　長崎県 東彼杵郡波佐見町稗木場 792-1　TEL：0956-85-7021

いなざわ歯科医院／医師：稲澤　昭子
〒859-4807　長崎県 平戸市田平町里免 136-1　TEL：0950-57-3337

熊本県

上通クリニック／医師：村石　世志野
〒860-0845　熊本県 熊本市上通町 5-3 たちかわビル 3F　TEL：096-212-3885

医療法人博光会　御幸病院／医師：山浦　眞
〒861-4172　熊本県 熊本市御幸南区笛田 6-7-40　TEL：096-378-1166

下田クリニック／医師：下田　倖嗣
〒861-4203　熊本県 熊本市城南町隈庄 406　TEL：0964-28-2001

医療法人社団　東医会　松田医院　和漢堂／医師：松田　史彦
〒861-4223　熊本県 熊本市南区城南町藤山 360–2　TEL：0964-28-3331

医療法人社団　聖和会　宮本内科／医師：宮本　久督
〒869-1235　熊本県 菊池郡大津町室 539-10　TEL：096-293-1700

大分県

こころの先生クリニック／医師：三好　修
〒870-0251　大分県 大分市大在中央 1-12-4 メゾン芦刈 2F　TEL：097-594-5561

大久保内科外科（内視鏡）クリニック／医師：大久保　雅彦
〒870-1151　大分県 大分市大字市 1282番地　TEL：097-594-0566

清瀬病院／医師：日下部　隆則
〒874-0932　大分県 別府市野口中町 4-8　TEL：0977-25-1555

宮崎県

宮崎コムロ美容外科／医師：小室　好一
〒880-0001　宮崎県 宮崎市橘通西 3-10-27 リバティースクエアビル 7F　TEL：0985-29-151

医療法人　インペリオクリニック／医師：新福　泰弘
〒880-0035　宮崎県 宮崎市下北方町台木 713-3　TEL：0985-62-2238

稲田胃腸科外科／医師：稲田　享介
〒880-0930　宮崎県 宮崎市花山手東 1-2-9　TEL：0985-52-1200

鹿児島県

医療法人慈恵会　土橋病院／医師：土橋　美子
〒890-0046　鹿児島県 鹿児島市西田 1-16-1　TEL：099-257-5711

堂園メディカルハウス／医師：堂園　晴彦
〒890-0052　鹿児島県 鹿児島市上之園町 3-1　TEL：099-254-1864

医療法人　さくらクリニック／医師：堂園　貞巳
〒890-0055　鹿児島県 鹿児島市上荒田町 29-12　TEL：099-213-5733

ながい正彦歯科／医師：永井　正彦
〒892-0821　鹿児島県 鹿児島市名山町 10-4　TEL：099-225-0909

医療法人　孝徳会　楠元内科医院／医師：楠元　孝幸
〒899-0217　鹿児島県 出水市平和町 224　TEL：0996-62-8600

沖縄県

医療法人ミラソル　のはら元氣クリニック／医師：野原　正史
〒900-0004　沖縄県 那覇市銘苅 3-21-21　TEL：098-867-0012

ヒルズガーデンクリニック／医師：米納　浩幸
〒902-0062　沖縄県 那覇市松川 20番 1　TEL：098-885-0333

うるまライフケアクリニック／医師：長嶺　勝
〒904-2244　沖縄県 うるま市字江洲 598番地 4 おきなわ未病ケアセンター 3階
TEL：098-975-0118

統合医療　ハートフルクリニック／医師：平良　茂
〒901-0311　沖縄県 糸満市字武富 169-2　TEL：098-994-7436

参考文献

『ビタミンCがガン細胞を殺す』柳澤厚生著・角川ssc発行
『ガン細胞が消える! QOLが上がる 超高濃度ビタミンC点滴療法ハンドブック』
柳澤厚生著・角川ssc発行
『希望の新・抗がん剤! 超高濃度ビタミンC点滴療法』水上治著・PHP研究所発行
『点滴療法研究会 セミナー資料 2013 リオルダンIVCプロトコル』点滴療法研究会発行
『わかさ 二〇〇八年六月号 緊急特集 ビタミンCはすごい!』わかさ出版発行

著者プロフィール

著　者

水野春芳（みずの　はるよし）

医学博士。ヒルズクリニック院長。日本内科学会認定内科医、日本循環器学会循環器専門医、日本抗加齢医学会会員、日本医師会認定産業医、日本医師会認定健康スポーツ医。昭和58年3月、杏林大学医学部卒業。昭和62年9月、杏林大学大学院医学研究科卒業。昭和62年9月より杏林大学医学部第二内科専攻医として診療、研究に従事。平成5年6月1日より杏林大学第二内科学教室講師となる。 平成9年12月31日に杏林大学を退職。以後杏林大学第二内科学教室非常勤講師となる。平成10年2月1日より水野内科クリニック・副院長、内科循環器科医師および前田病院循環器内科非常勤医師（東京都港区）。平成25年6月よりヒルズクリニック院長。

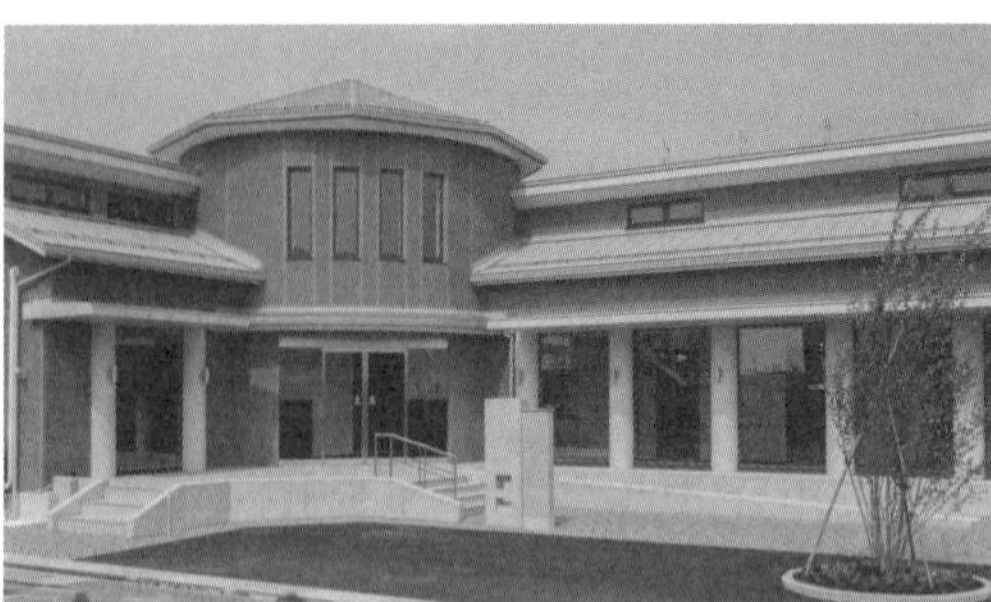

ヒルズクリニック
全景。

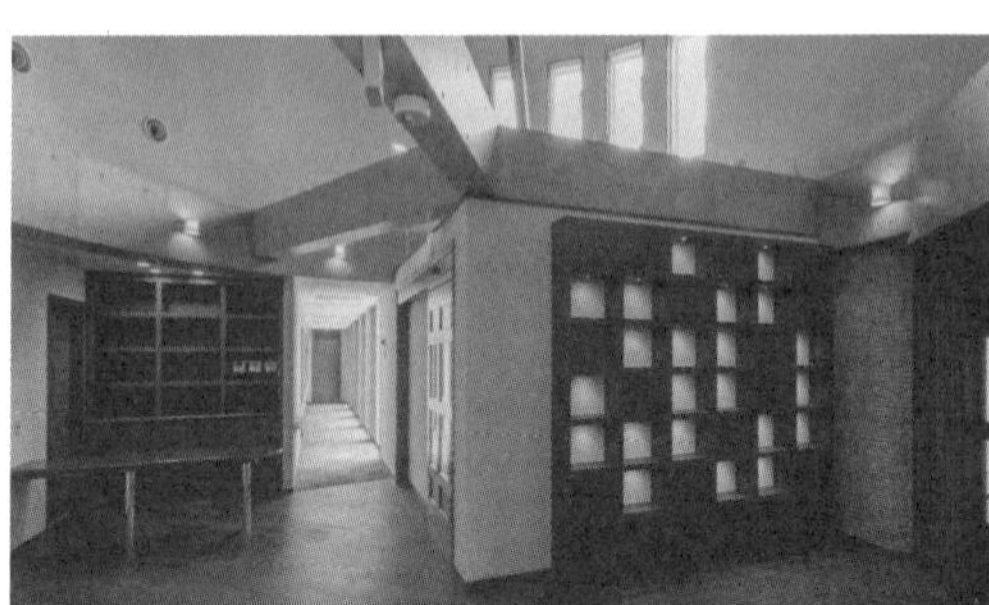

エントランスロビー
は明るく吹き抜け
になっている。

ヒルズクリニックの紹介

ヒルズクリニック（Hills Clinic）は
Healing of Illness and Long Life Support Clinicの略。
身体や心の病を癒し、長寿を目的とするクリニックです。

ヒルズクリニックの理念

「人に優しい医療の実践」
ヒルズクリニックの基本方針
1.「病気を治す」医療から「病気の“人”を治す」医療の実践
2.「癒し」の空間を提供し、肉体的、精神的なリラクゼーションを提供する
3. 正しい情報、信頼される医療を提供する
4. 患者様、ご家族の価値観を尊重した診療を行う

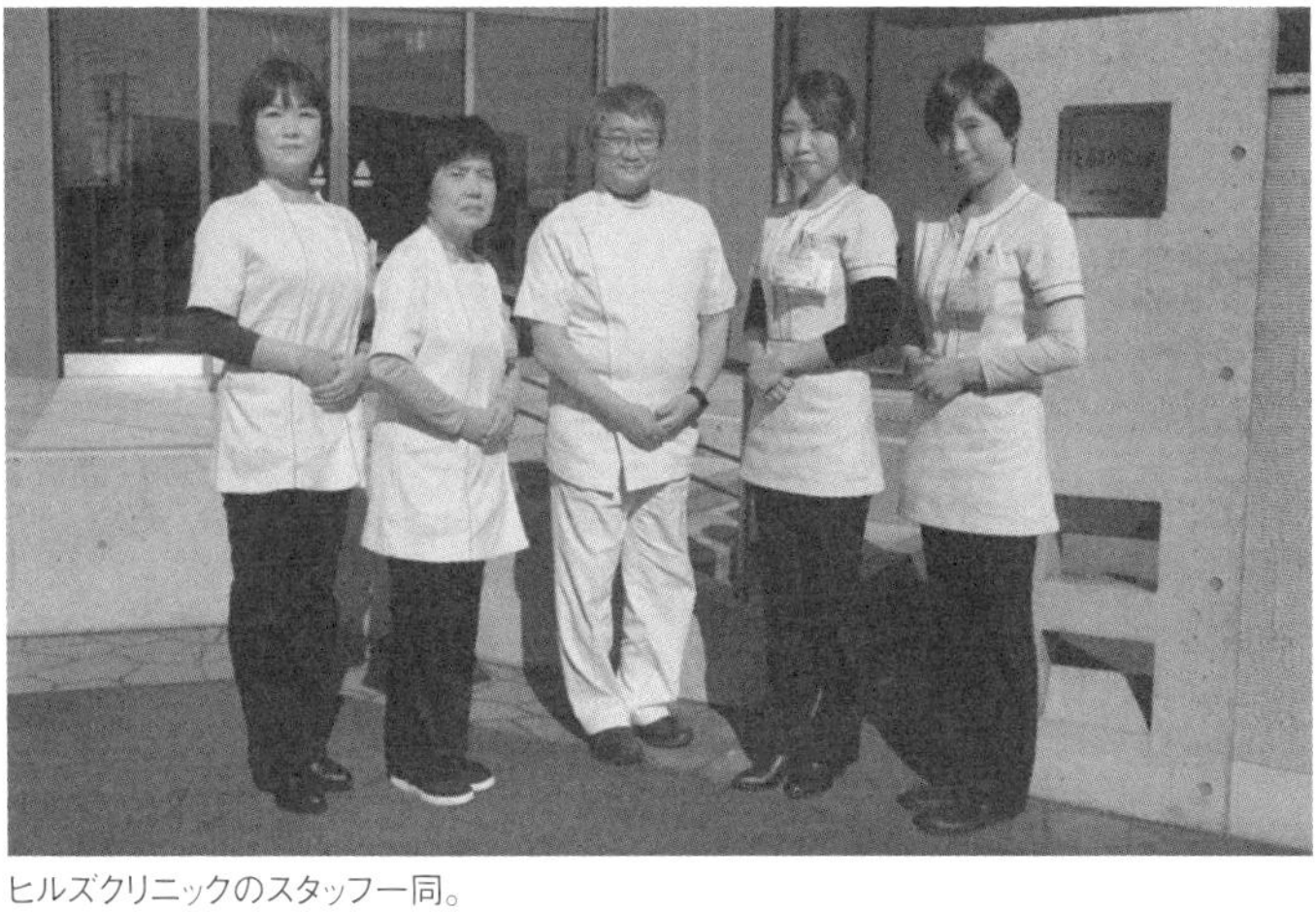

ヒルズクリニックのスタッフ一同。

ヒルズクリニック

院長 水野春芳
〒955-0803　新潟県三条市月岡 1-23-43
TEL 0256-64-7451　FAX 0256-64-7452
e-mail：info@hills-clinic.jp
http://www.hills-clinic.jp/guide.html

STAFF
撮影 ………………………… 砺波周平
イラスト …………………… たかいひろこ
装丁・本文デザイン・DTP
……………………………… whiteline graphics co.
執筆協力 ………………… 前みつ子
企画・編集 ……………… オフィスふたつぎ　二木由利子

今、注目の超高濃度ビタミンC点滴療法
がん治療からアンチエイジングまで
点滴療法のすべてがわかる

2013年6月25日発行　第1刷発行
2019年4月10日発行　第3刷発行

著　者 …………………… 水野春芳
発行者 …………………… 中村　誠
印刷所 …………………… 株式会社　光邦
製本所 …………………… 株式会社　光邦
発行所 …………………… 株式会社　日本文芸社
〒101-8407　東京都千代田区神田神保町1-7
TEL. 03-3294-8931（営業）
03-3294-8920（編集）

Printed in Japan　112130613-112190325Ⓝ02　(240006)
ISBN　978-4-537-21123-8
https://www.nihonbungeisha.co.jp/
編集担当・坂